Kopfschmerz
muss nicht sein

Dieses Buch ist inhaltlich weitgehend identisch
mit dem im Mosaik Verlag erschienenen Titel:
Ayurveda bei Kopfschmerzen und Migräne

Aurum Verlag in:	Enddurchsicht: Jutta Oppermann
© J. Kamphausen	Fotos, Tabellen: Dr. med. Ernst Schrott
Verlag & Distribution GmbH	Typografie, Satz: Wilfried Klei
Postfach 1018 49,	Umschlag-Gestaltung:
D-33518 Bielefeld	KleiDesign
Fon 0521/ 56052-0	Druck & Verarbeitung:
Fax 0521/ 56052-29	Westermann Druck Zwickau

Deutsche Ausgabe:

Die Deutsche Bibliothek – CIP-Einheitsaufnahme

Ein Titeldatensatz für diese Publikation
ist bei der deutschen Bibliothek erhältlich.

1. Aufl. - 2002

ISBN 3-89901-001-9

Dr. med. Ernst Schrott
Dr. med. Wolfgang Schachinger

Kopfschmerz muss nicht sein

Die wertvollsten Tipps
des Maharishi Ayur-Veda

AURUM

6 Vorwort

9 Der Ayurveda

10 Ayur-Veda – Ursprung zeitloser Heilkunst

12 Maharishi Ayur-Veda – uraltes Heilwissen neu belebt
13 Menschlicher Körper – Abbild der Natur

15 Die Natur von Geist und Körper

15 Die drei Doshas
16 Vata ermöglicht Bewegung und Kommunikation
19 Pitta bildet Wärme, steuert den Stoffwechsel und den Energiehaushalt
21 Kapha gibt Struktur und Form
21 Gesundheit im Gleichgewicht der Doshas
22 Regulation und Harmonie

23 Kosmos Körper

23 Das ganze Farbspektrum des Lebens
24 Die geistigen Eigenschaften der Doshas
25 Biologische Rhythmen
28 Subdoshas – Schlüsselfunktionen der Physiologie
29 Srotas – »Kanalsystem« des Körpers
29 Drei Begriffe zu Stoffwechsel und Verdauung

32 Was sagt uns Schmerz?

33 Schmerzerleben ist subjektiv
33 Auch Pitta und Kapha können beteiligt sein
35 Vielseitige Behandlungsmöglichkeiten

37 Ayurvedische Heilverfahren

38 Vollkommene Gesundheit

39 Sind wir im Selbst begründet?
39 Krankheit entsteht im Bewusstsein
39 Vierzig Ansätze für vollkommene Gesundheit
40 Ernährung im Ayurveda
45 Yoga –sanfte Körperübungen
46 Rasayanas – Stärkungsmittel aus der Natur
46 Pancha Karma – Verjüngung und Regeneration
49 Transzendentale Meditation
52 Jyotisch und Yagya – in Einheit verbunden
52 Nutzung der biologischen Rhythmen
54 Verschiedene Massageanwendungen für zu Hause
56 Prana Yama – das ausgeglichene Atmen
57 Vedische Musiktherapie

Vorwort

Untersuchen Ärzte die Gründe, weshalb Patienten in die Sprechstunde kommen, so zeigt sich ein überraschendes Ergebnis: Jeder zweite erwachsene Patient leidet mehr oder minder häufig an Kopfschmerzen! Diese hohe Zahl von Kopfschmerzpatienten deckt sich mit den Ergebnissen offizieller Umfragen und Schätzungen, die zum Nachdenken über die möglichen Ursachen anregen. Weit schlimmer wiegt die Tatsache, dass, ebenso offiziellen Umfragen zufolge, jeder zweite Kopfschmerzpatient Schmerzmittel einnimmt, oft noch ohne vorher einen Arzt konsultiert zu haben. Die Pharmaindustrie erzielt dadurch jährlich einen Milliardenumsatz. Doch wer wird hierbei wirklich gesund? Kopfschmerz ist ein Symptom, und seine Unterdrückung durch pharmazeutische Präparate stellt keine Heilung dar. Im Gegenteil: In keinem anderen Bereich werden die Schattenseiten unserer modernen Medizin so offenkundig wie bei der Behandlung von Schmerz und Entzündung. Alle Schmerzmedikamente, einschließlich der Acetylsalicylsäure, die am häufigsten eingenommen wird, haben gravierende Nebenwirkungen, die sowohl von den Ärzten als auch von den Patienten unterschätzt werden. So sollen allein in England 4 000 Menschen pro Jahr an den Folgen der Einnahme schmerz -und entzündungshemmender Medikamente sterben, Zehntausende von stationären Krankenhausaufenthalten verursacht werden. Die Kosten für die Behandlung solcher unerwünschter Nebenwirkungen übersteigen mitunter sogar die eigentlichen Behandlungskosten. Eine Fachzeitschrift berichtet, das der Wirtschaft in den USA 1995 als Folge solcher Nebenwirkungen Kosten von insgesamt mehr als 76 Milliarden Dollar entstanden sind. Das ist etwa zweimal so viel, wie in den USA für die Behandlung von Diabetes ausgegeben wird.

Leider stützt sich die moderne Medizin größtenteils (noch immer) auf die vorwiegend chemische Behandlung von Krankheiten, die letztlich mehr auf das Ergebnis des Krankseins als auf seine Ursache ausgerichtet ist. Hier liegt eine der entscheidenden Schwachstellen unserer modernen Medizin: Sie behandelt fast immer nur den bereits eingetretenen Gesundheitsschaden und ist nicht vorbeugeorientiert. Ein winziger Bruchteil, nur ein Prozent des Gesundheitsbudgets, wird in den westlichen Industrieländern für die Vorsorge ausgegeben. Man kann also nicht von einem „Gesundheitssystem", sondern muss von einem „Krankheitsverwaltungssystem" sprechen. Für Diagnose und Therapie bereits eingetretener Krankheiten wird ein Milliardenaufwand betrieben, der in den letzten Jahren zu einer nicht mehr finanzierbaren Kostenexplosion im Gesundheitswesen geführt hat.

Die moderne Medizin leidet paradoxerweise an dem, was sie zu Recht als eine ihrer größten Errungenschaften betrachtet: Ihr unglaubliches Detailwissen, mit dem sie den Menschen in seine Einzelbausteine zergliedert. Was ihr jedoch am meisten fehlt, sind Modelle, die den Bezug zur Ganzheit des Menschen und des Lebens wiederherstellen.

An dieser Stelle drängt sich der Ayurveda förmlich auf. In einer Zeit, in der sich laut Umfragen fast 80 Prozent unserer Bevölkerung natürliche, gesundheitsorientierte und ganzheitliche Heilmethoden wünschen, hat sich die „Mutter der Medizin", der Ayurveda, deshalb hier in wenigen Jahren schon fast etabliert. Als Teil der uralten vedischen Wissenschaft Indiens, die in den letzten 40 Jahren von dem Gelehrten Maharishi Mahesh Yogi zum Teil wiederentdeckt, neu interpretiert und weltweit verbreitet wurde, hat diese Heilkunde gegenüber der modernen Medizin ein völlig anderes Menschenbild und Therapieansätze, die den Patienten mit in den Prozess involvieren, sein geistiges und körperliches Gleichgewicht – und damit seine Gesundheit – wieder zu finden.

Dieses Buch soll Ihnen einen verständlichen Einblick in Ihre Gesundheitsstörungen sowohl aus der Sicht der modernen Medizin als auch aus der Sicht des Ayurveda geben. Es möchte Ihnen einfach nachvollziehbare Ratschläge anbieten, um in Ihren Kopfschmerzen oder Ihrer Migräne nicht mehr ein unlösbares Problem, sondern eine Herausforderung zur dauerhaften Verbesserung Ihres geistigen und körperlichen Wohlbefindens zu sehen.

Kapitel 1

Der Ayurveda

**Die Gesetze des Ayurveda
sind universell gültig
und zeitlos.**

**Sie beschreiben die Natur
des Lebens selbst.**

Ayurveda – Ursprung zeitloser Heilkunst

Viele Menschen, die in den letzten Jahren im Westen mit dem Ayurveda in Berührung kamen, sind fasziniert von den einfachen und logischen Gesetzen dieser uralten Heilkunde und fühlen sich darin auch sofort zu Hause. Was ist der Grund dafür? Die Charaka-Samhita, eines der drei Hauptwerke der ayurvedischen Literatur, gibt uns die Antwort darauf: Die Gesetze des Ayurveda sind universell gültig und zeitlos, denn sie beschreiben die Natur des Lebens selbst. Was die Rishis, die Seher der vedischen Zeit im alten Indien, schauten, sind Naturgesetze, die in uns selbst und in der uns umgebenden Natur wirken und mit denen wir daher zutiefst vertraut sind. Mehr noch: Wir sind diese Gesetze selbst. Ein berühmter vedischer Ausspruch dazu lautet: „Veda harn – Ich bin der Veda". Der wahre Ursprung der Wissenschaft vom Leben" liegt deshalb nicht in Asien, nicht in den medizinischen Texten des alten Indien und auch nicht in den Überlieferungen einer alten Kultur. Er liegt nach Auffassung der ayurvedischen Lehre im Inneren jedes Menschen, am Ursprung seines Denkens, Handelns und Empfindens, im eigenen Selbst. Das eigene Selbst ist gewissermaßen die kosmische Bibliothek, die alle Bücher der Weisheit und des Wissens enthält. Jeder von uns kennt Augenblicke im Leben, in denen wir in einem stillen Moment tiefe Einsichten und Erkenntnisse aus diesem Bereich des Wissens gewinnen. Die Heimstatt des Veda, so sagen die vedischen Weisen, ist das tiefste Sein eines Menschen, ein Bereich stiller Bewusstheit, in der der Mensch die kosmische Seinsebene berührt und

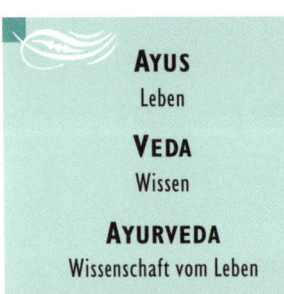

AYUS
Leben

VEDA
Wissen

AYURVEDA
Wissenschaft vom Leben

mit ihr eins wird. Dieses innere Selbst ist zugleich der Ort vollkommener Gesundheit, die Quelle des Wissens für Heilung und der eigentliche Dirigent des Lebens.

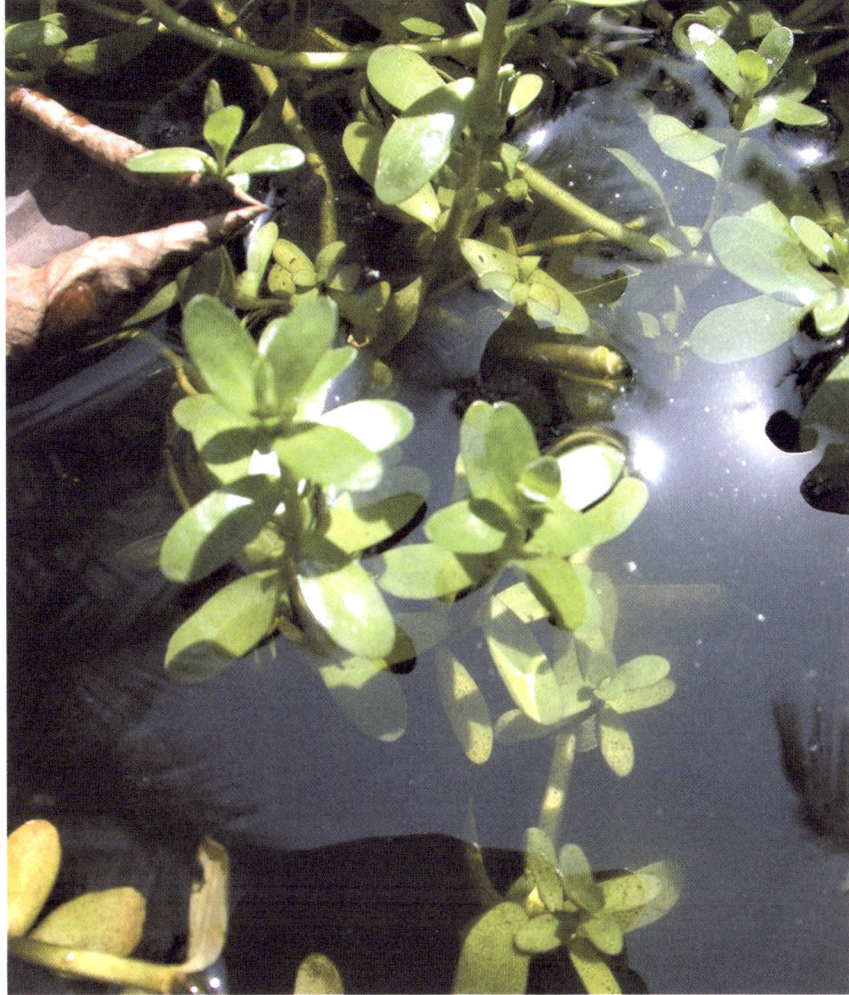

1:   Brahmi (Bacopa monieri), das asiatische Wassernabelkraut, gilt in der ayurvedischen Medizin als vielleicht wichtigste verjüngende wirksamste Heilpflanze, auch zur Stärkung von Intelligenz und Gedächtnis.

Maharishi Ayur-Veda – uraltes Heilwissen neu belebt

Aus dieser Sicht betrachtet ist es also gar nicht so wichtig, ob der Ayurveda nun 3 000 oder 5 000 Jahre alt ist. Selbst die ältesten Texte gehen nicht auf die historischen Ursprünge zurück. Anfangs wurde das Wissen mündlich überliefert und erst sehr viel später wurden schriftliche Aufzeichnungen angefertigt. Im Laufe der langen Geschichte des Ayurveda sind wertvolle Therapien und Heilansätze in Vergessenheit geraten oder verändert worden. Zum Teil wurden sie nur noch in wenigen Familientraditionen bis in die heutige Zeit bewahrt. Dadurch hat der Ayurveda viel von seiner ursprünglichen Vollständigkeit und damit auch von seinen Möglichkeiten verloren. Bereits zu Anfang dieses Jahrhunderts gab es deshalb in Indien Bestrebungen, den Ayurveda zu erneuern. Der entscheidende Durchbruch gelang aber erst Mitte der achtziger Jahre, als der vedische Gelehrte Maharishi Mahesh Yogi die Initiative ergriff und gemeinsam mit den wichtigsten Experten des Landes eine grundlegende Reform des Ayurveda begann. Das Hauptanliegen war vor allem, die reinen, Kultur unabhängigen und universell gültigen Prinzipien dieser Heilkunde herauszuarbeiten, sie für die heutige Zeit verständlich zu formulieren und alle ursprünglichen Heilansätze wieder zu erschließen. Diese Neuformulierung heißt Maharishi Ayur-Veda. Sie hat sich in wenigen Jahren als moderne Ganzheitsmedizin weltweit verbreitet und wurde vom All India Ayurveda Congress, der Standesorganisation aller Ayurveda-Ärzte Indiens, als „die wieder vollständige ayurvedische Heilkunde höchster Qualität" bezeichnet. In diesem Zusammenhang ist Maharishi gewissermaßen auch ein Markenname, der die kompetente An-

> Der Veda ist das älteste überlieferte Wissensgut der Menschheit. Er befasst sich mit der gesamten Reichweite der Schöpfung von den konkreten Ausdrucksformen des Lebens bis hin zu den abstrakten Bereichen des Bewusstseins.
>
> Die Aussagen der Veden decken sich weitgehend mit den Erkenntnissen der modernen Quantenphysik, die im Vereinheitlichten Feld aller Naturgesetze die Basis aller Materie und Energiefelder sieht.
>
> Der Veda identifiziert das Vereinheitlichte Feld als den Bereich reinen Bewusstseins. Praktisches Ziel des Veda ist die Selbstfindung und Selbstverwirklichung der Menschen über regelmäßige Erfahrung reinen Bewusstseins.

wendung aller vedischen Wissenszweige sowie die ständige Weiterentwicklung durch ein internationales Expertenteam und Vereinbarkeit mit den modernen Naturwissenschaften garantiert. So ist man im Maharishi Ayur-Veda auch vor Missbrauch und Teilwissen geschützt.

■ Menschlicher Körper – Abbild der Natur

In dem uralten Wissen, das heute als Maharishi Ayur-Veda wieder in seiner ursprünglichen Ganzheit zur Verfügung steht, erkennt man den menschlichen Körper als vollkommenes Abbild der Natur. Die vedischen Wissenszweige entsprechen demnach genau zuzuordnenden Strukturen von Nervensystem und Körper. Sie sind der stille und unmanifeste Bauplan unseres Körpers. Die praktische Anwendung des Veda sowie der vedischen Literatur und natürliche, einsichtige ayurvedische Heilansätze erlauben es jedem Menschen, vollkommene Gesundheit, Glück und Wohlbefinden als sein angeborenes Recht zu entdecken.

> „Veda wird nicht in Büchern gelehrt, er ist im Körper, er ist die funktionierende Intelligenz des Körpers selbst."
> *Maharishi Mahesh Yogi*

Dieses ganzheitliche Gesundheitsmodell versteht sich aber nicht als Gegensatz zur modernen Medizin, sondern ergänzt und vertieft diese in wichtigen Bereichen:

- Es belebt die innere Intelligenz des Menschen, den Ursprung und die Quelle seiner Selbstheilungskräfte durch die Verbindung mit dem eigenen Selbst: Yoga, Bewusstseinstechniken (wie etwa die Transzendentale Meditation).

- Es werden mathematische Berechnungen über den Einfluss der Planeten (unsere kosmischen „Gegenstücke") auf die Gesundheit im Maharishi Jyotish, der vedischen Astrologie, mit einbezogen.

- Im Sthapatya-Veda, der vedischen Architektur, geht das vollständige Wissen von der Ordnung und dem Bauplan der Natur auch in das Wissen für gesundes Bauen und Wohnen ein, bis hin zur optimalen Planung, Gestaltung und Orientierung nach den Himmelsrichtungen von Häusern und Städten.

- Schließlich kann in der Gesundheitserziehung, Vorbeugung und Heilung von Krankheiten das ganzheitliche Heilwissen des Ayurveda eingesetzt werden und so die moderne Medizin auch in diesem Bereich sinnvoll ergänzen: zum Beispiel durch Ernährung, Heilkräuter, Reinigungstherapien, tägliche und jahreszeitliche Routine, Pulsdiagnose und vieles mehr. Dieser Ansatz bildet im Wesentlichen die Grundlage für dieses Buch.

Maharishis vedischer Gesundheitsansatz umfasst:
- Vierzig Aspekte der vedischen Literatur
- Ayurveda-Medizin in ihrer wieder vollständigen Form (Maharishi Ayur-Veda)
- Moderne Medizin, soweit ohne Nebenwirkungen anwendbar

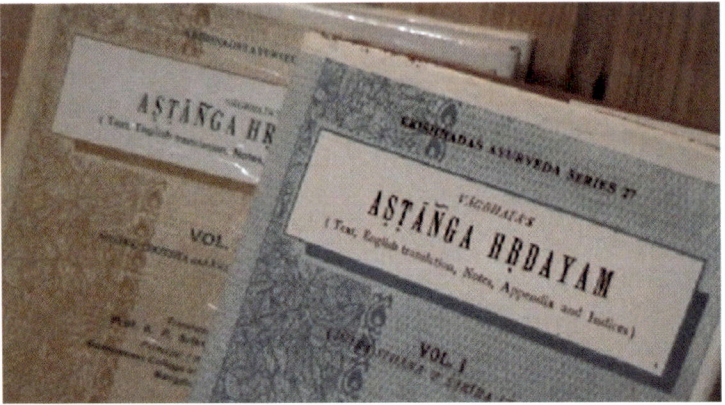

2: Ayurvedische Literatur. Das vedische Wissen wurde Jahrtausende lang nur mündlich vom Meister zum Schüler weitergegeben. Die ältesten schriftlichen Aufzeichnungen datieren etwa 1000 vor Christus. Die Asthanga Hridayam-Samhita gehört neben der Caraka- und der Susruta-Samhita zu den drei großen Standardwerken der ayurvedischen Literatur.

Die Natur von Geist und Körper

Um die ayurvedischen Anwendungen und Therapie-Empfehlungen für die verschiedenen Kopfschmerzarten auch sinnvoll einsetzen zu können, müssen wir zuerst einen Einblick in elementare Zusammenhänge von Körper und Geist, wie der Ayurveda sie sieht, erhalten. Diese sind mit etwas Einfühlungsvermögen leicht zu verstehen und erweitern die Vorstellung von körperlichen und geistigen Beziehungen bei Krankheit und Gesundheit ganz wesentlich.

Die drei Doshas

Von besonderer Bedeutung ist die Lehre von den drei Doshas, grundlegenden und ganzheitlichen Prinzipien, die alle körperlich-geistigen Vorgänge steuern. Sie heißen Vata, Pitta und Kapha. Es sind gewissermaßen die Instrumente des Lebens, die, wenn wir gesund sind, harmonisch das Lied unseres kosmischen Daseins spielen. Bei Störung und Krankheit verursachen sie hingegen Missstimmung und Dissonanz.

Ayurveda erinnert uns an das Spiel der Doshas, der Regelkräfte in uns, und lehrt uns, sie in Harmonie zu bringen.

Die Instrumente des Lebens richtig stimmen

Da wir für die richtige Stimmung dieser Instrumente selbst sorgen können, sollten wir uns mit ihrer Natur und ihren Besonderheiten wieder vertraut machen. Die Betonung liegt hierbei auf „wieder", denn die Doshas als natürliche Regelprinzipien unseres Organismus sind uns wohl bekannt. Wir haben ihre Hinweise vielleicht in der Vergangenheit nicht immer so beachtet, wie es erforderlich gewesen wäre, um gesund oder im inneren Gleichgewicht zu bleiben. Die Doshas haben sich jedoch stets „zu Wort gemeldet", wenn es darum ging, innere Bedürfnisse auszudrücken, Ungleichgewichte von Geist oder Körper zu melden oder, wenn sie gut gestimmt im Gleichklang waren, Wohlbefinden, Glück und Schaffensfreude auszudrücken. Der Ayurveda erinnert uns an ihr Spiel und gibt Hilfestellung, diese Instrumente unseres Lebens harmonisch zu stimmen. Und, was von großem Reiz und besonderem Wert ist, sie erlauben, unsere eigene Natur, unseren Typ zu bestimmen und zu verstehen und somit mehr im Einklang mit unseren natürlichen Anlagen und Eigenschaften zu leben.

Der Fragebogen auf Seite 17 gibt Ihnen ein vertieftes Verständnis der Doshas und deren Ausprägungen bei Ihnen selbst.

▨ Vata ermöglicht Bewegung und Kommunikation

Die einfachsten und treffendsten Worte für die Aufgaben von Vata sind Bewegung und Kommunikation. Vata ermöglicht Handlungen: angefangen von einfachen Bewegungen beim Gehen oder Laufen, Sprechen, Singen oder Tanzen bis hin zu höchst komplexen Bewegungsmustern, die ein Pianist für ein Stück von Mozart oder ein Akrobat bei einer schwierigen Zirkusnum-

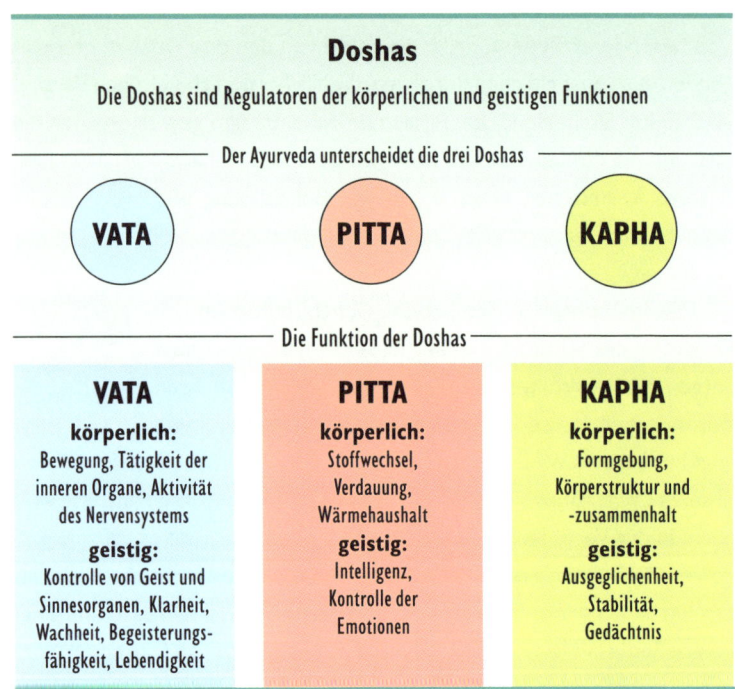

Doshas

Die Doshas sind Regulatoren der körperlichen und geistigen Funktionen

—— Der Ayurveda unterscheidet die drei Doshas ——

VATA   **PITTA**   **KAPHA**

—— Die Funktion der Doshas ——

VATA	**PITTA**	**KAPHA**
körperlich:	**körperlich:**	**körperlich:**
Bewegung, Tätigkeit der inneren Organe, Aktivität des Nervensystems	Stoffwechsel, Verdauung, Wärmehaushalt	Formgebung, Körperstruktur und -zusammenhalt
geistig:	**geistig:**	**geistig:**
Kontrolle von Geist und Sinnesorganen, Klarheit, Wachheit, Begeisterungsfähigkeit, Lebendigkeit	Intelligenz, Kontrolle der Emotionen	Ausgeglichenheit, Stabilität, Gedächtnis

mer einstudiert hat. Jeder von uns hat bekanntlich seine eigene, von der Natur gegebene Art, sich zu bewegen und durchs Leben zu gehen. Wie wir das tun, kennzeichnet auch den Anregungszustand dieses Doshas. So nei-

So ermitteln Sie das vorherrschende Dosha

Kreuzen Sie die zutreffenden Charakteristika an.
Die Spalte mit den meisten Kreuzen entspricht dem bei Ihnen vorherrschenden Dosha

	VATA	PITTA	KAPHA
Haar-Tip	☐ trocken, fein, zart	☐ dünn, rötlich, schnelles Ergrauen	☐ kräftig, fettig
Haut	☐ trocken, rau	☐ sanft, rötlich	☐ fettig, feucht
Geistige Aktivität	☐ wacher, ruheloser Geist, einfallsreich	☐ scharfer Intellekt, tüchtig, Perfektionist	☐ gelassen, ruhig, stabil
Gedächtnis	☐ schnelles Lernen und Vergessen	☐ generell gutes Gedächtnis	☐ gutes Langzeit-gedächtnis
Wetter	☐ Abneigung gegen kaltes Wetter	☐ Abneigung gegen heißes Wetter	☐ Abneigung gegen feucht-kühles Wetter
Schlaf	☐ leichter, unter-brochener Schlaf	☐ erholsamer Schlaf	☐ erholsamer, langer und tiefer Schlaf
Reaktion bei Stress	☐ erregt sich schnell, gequält, ängstlich	☐ schnell verärgert, kritisch, gereizt	☐ nicht so schnell aus der Ruhe zu bringen
Körperbau	☐ leicht	☐ mittelschwer	☐ schwer
Hunger	☐ unregelmäßig	☐ regelmäßig hungrig	☐ kann leicht Mahlzeiten aus-fallen lassen
Bewegungen	☐ schnell	☐ exakt bestimmt	☐ langsam und gleichmäßig
Stimmungen	☐ wechseln schnell	☐ wechseln mittel-schnell, intensiv	☐ stabil
Gesamtpunkte			

Das VATA-Prinzip

Merkmale von ausgeglichenem VATA:		Merkmale von unausgeglichenem VATA:	
● Lebhaftigkeit	● Flexibilität	● Ruhelosigkeit	● Müdigkeit
● Fröhlichkeit	● Wachheit	● Ängstlichkeit	● Sorgen
● Schnelligkeit	● Sprachgewandtheit	● Untergewicht	● Tendenz zum Übertreiben
● Vorstellungskraft			

Diese Faktoren bringen VATA ins Ungleichgewicht:
unregelmäßige Tagesroutine und Mahlzeiten, spätes Zubettgehen, kaltes, trockenes Wetter, übermäßiges geistiges Arbeiten, Reisen

gen wir in unserer schnelllebigen Zeit zum „Dauerlauf". Diese permanente Anregung von Vata ist eine der wichtigsten Ursachen für viele Krankheiten unserer Zeit geworden. Es gibt viele Gründe, wie Vata aus dem Gleichgewicht geraten kann. Einige davon werden vor allem bei den Spannungskopfschmerzen (Seite 72 ff.) hervorzuheben sein. Denn ein Zuviel an Vata, eine Fehlsteuerung in diesem Bereich unserer Physiologie, steht auch im Mittelpunkt von spannungs- und stressbedingtem Kopfschmerz in seinen verschiedenen Erscheinungsformen.

Wir neigen heute zum „Dauerlauf" durch das Leben. Diese permanente Anregung von Vata ist eine der wichtigsten Ursachen für Kopfschmerzen und andere stressbedingte Gesundheitsstörungen.

Vata ist aber nicht nur die Triebkraft unseres sichtbaren Handelns und aller damit verbundenen bewussten Bewegungsmuster, sondern steuert und koordiniert auch sämtliche unbewussten, also vegetativen Bewegungsabläufe. Es bestimmt den Rhythmus und die Frequenz von Herzschlag und Atem, führt die Nährstoffe zu den Zellen und Geweben und bringt Botenstoffe, Hormone oder Immunkomplexe an ihren Bestimmungsort. Ist dieser freie Fluss von Information blockiert, entstehen Schmerz, Spannung und Störungen von Bewegung und Empfindung. Eine Ursache dafür können Toxine, Ablagerungen und Stoffwechselfehlprodukte sein. Ayurveda nennt diese Ama: ein wichtiger Themenkreis, auf den wir später noch genauer eingehen werden.

Wachheit, Wahrnehmung, Glück und Schmerz

Vata ist auch die Triebkraft unserer geistigen Aktivität, des Denkens, und die Grundlage innerer Wachheit und geistiger wie körperlicher Flexibilität.

Das PITTA-Prinzip

Merkmale von ausgeglichenem PITTA:		Merkmale von unausgeglichenem PITTA:	
• Herzlichkeit	• klare Sprache	• Haarausfall	• fordernd
• Mut, Stärke	• gute Verdauung	• Tendenz zu Ärger	• Hautirritationen
• Konzentrations- fähigkeit	• lebendige Ausstrahlung	• Ergrauen des Haares	• Verletzungsgefahr

Diese Faktoren bringen PITTA ins Ungleichgewicht:
zu viel Hitze oder Sonne, Alkohol, Rauchen, Zeitdruck, zu viel Aktivität,
scharfes, salziges oder saures Essen, Auslassen von Mahlzeiten

Es ermöglicht uns, durch die Sinnesorgane wahrzunehmen und Informationen aus der Außenwelt aufzunehmen. Mit dieser Merkmalszuschreibung berühren wir bereits wieder eine wichtige Stelle, die uns hilft, Kopfschmerz und Migräne besser zu verstehen. Das Erleben von Glück und Wohlbefinden und das Erleiden von Schmerz in all seinen unterschiedlichen Qualitäten unterliegt nämlich vor allem dem Aufgabenbereich von Vata.

Wir werden später zwar noch sehen, wie der Schmerz an der Schläfe, der Stirn oder hinter den Augen auch von den beiden anderen Doshas, Pitta oder Kapha, geprägt sein kann – die grundlegende Qualität aller Empfindungen aber, ob angenehmer oder unangenehmer, wird immer von Vata weitergeleitet und vermittelt. Die unterschiedlichen Rezeptoren des peripheren Nervensystems, die wir als Fühlorgane unseres Wach-Bewusstseins betrachten können, leiten ihre Wahrnehmungen unter dem Einfluss von Vata über die Nervenleitbahnen und durch biochemische Botenstoffe an das Zentralnervensystem weiter, wo sie in unser Bewusstsein gelangen.

Pitta bildet Wärme, steuert den Stoffwechsel und den Energiehaushalt

Pitta steht für Verbrennung, Stoffwechsel und Wärmehaushalt. Es regelt alle Stoffwechselprozesse in den Verdauungsorganen und in den Zellen und Geweben. Dieses Dosha liefert die Energie, die verwandelt. Es bewirkt so den Umbau von Stoffen in unserem Körper und stellt die Energie für sämtliche Prozesse in unserem Organismus zur Verfügung. Menschen mit einem guten und ausgewogenen Pitta erfreuen sich einer gesunden Körperwärme, sind gut durchblutet und sehen meist prächtig aus. Sie strahlen ihre Wärme in ihre Umgebung auch in seelisch-geistiger Hinsicht ab und verbreiten, auch durch ihren Humor, ihre Begeisterungsfähigkeit und erfrischende Kreativität, eine warme und herzliche Atmosphäre.

Wenn Pitta gestört ist

Störungen – meist liegt dann ein Übermaß an Pitta vor – können zu übermäßiger Hitze, Entzündungen, psychischer Gereiztheit, aggressivem Verhalten und anderen Auffälligkeiten sowie zu ganz speziellen körperlichen Krankheiten oder psychischen Störungen führen. Pitta ist bei Kopfschmerz und Migräne immer dann von Bedeutung, wenn das Schmerzbild und die Ursache der Beschwerden mit Entzündung, Rötung oder klopfenden, pochenden Schmerzen einhergehen. Diese Zeichen finden wir oft ganz typisch bei Migräne (Seite 82ff.) oder auch beim Cluster-Kopfschmerz (Seite 118ff.).

Vata ist lebendig, Pitta hat Temperament, und Kapha ist stabil und ausdauernd.

Temperament und Lebenswärme

Pitta in uns entfacht nicht nur bei Krankheit sein Feuer, sondern, wenn erforderlich, auch in den verschiedensten Situationen des täglichen Lebens; besonders dann, wenn uns Mutter Natur einen kräftigen Schuss dieser Dosha-Energie in die Wiege gelegt hat. Pitta-Typen reagieren in Gesundheit und Krankheit auf ihre temperamentvolle Art. Leiden sie etwa an Erkältung und Fieber, dann entwickeln sie meist rasch große Hitze und kräftigen Schweiß. Typisch bei Kopfschmerzen wäre, dass die Schläfenarterien pulsieren, die Hitze in den Kopf steigt, der dadurch rot gefärbt ist, und dass der Kranke von kräftigen pochenden Schmerzen geplagt ist.

Scharfer Verstand und schöpferische Ideen

Im geistigen Bereich gibt dieses Dosha schließlich den scharfen Verstand, steuert die Welt unserer Gefühle und Emotionen und stellt die Energie für geistige Verarbeitung, schöpferische Ideen und Transformation zur Verfügung.

Das KAPHA-Prinzip

Merkmale von ausgeglichenem KAPHA:		Merkmale von unausgeglichenem KAPHA:	
• liebevoll	• methodisch	• Gleichgültigkeit	• Allergien
• mitfühlend	• entspannt	• Übergewicht	• fettige Haut
• Stabilität	• langsam	• langsame	• besitzergreifend
• gutes Gedächtnis		Verdauung	

Diese Faktoren bringen KAPHA ins Ungleichgewicht:
zu viel Schlaf, zu viel Essen, zu wenig Bewegung, kaltes, feuchtes Wetter,
schweres, fettes, süßes und saures Essen

▦ Kapha gibt Struktur und Form

Kapha gibt dem Körper und seinen Zellen und Geweben die Struktur, Form und Gestalt. Es sorgt für Stabilität und bildet die materielle Grundlage unseres Seins. Zu Kapha gehören außerdem die Flüssigkeiten im Körper. Ein gutes Kapha verleiht geistige Stabilität und ein gutes Langzeitgedächtnis. Menschen mit natürlichem, gut ausgeprägtem Kapha sind stark und ausdauernd. Ihr Wesen ist ruhig und eher bodenständig. Sie sind nicht so schnell aus dem Gleichgewicht zu bringen und schätzen mehr die langfristige, stabile Planung als die allzu schnelle Entscheidung und den zu schnellen Wechsel des Kurses im täglichen Leben, das sie eher gelassen und mit liebevoller Loyalität zu führen wissen. Wenn das Kapha im Körper (und im Geist) überhand nimmt, entstehen Trägheit, Phlegma und Bewegungsarmut. Flüssigkeiten können sich in den Geweben ansammeln, die Zirkulation der Körpersäfte ist behindert, Schleimhäute schwellen an, und das Denken und die Bewegungen werden träge und schwerfällig.

> „Der Mensch wird gesund genannt, dessen Doshas, Stoffwechsel, Körpergewebe und Ausscheidungen im Gleichgewicht sind und dessen Seele, Geist und Sinne sich im Zustand dauerhaften inneren Glücks befinden."
>
> *Aus der Sushruta Samhita*

▦ Gesundheit im Gleichgewicht der Doshas

Sind die Doshas im individuellen Gleichgewicht, dann ist nach der Lehre des Ayurveda der Mensch gesund. Verlieren diese Bioregulatoren jedoch ihre Harmonie, dann treten körperliche oder geistige Störungen und Krankheiten auf. Gleichgewicht bedeutet also nicht Gleichheit. Wie bei der Beschreibung der einzelnen Doshas bereits kurz angedeutet, charakterisieren diese unsere ureigene Persönlichkeit. Sie bestimmen unseren Geist-Körper-Typ und geben daher auch Aufschluss über unsere ganz eigene Art zu handeln, zu reagieren und auch Krankheiten zu entwickeln. Leben wir aber im Einklang mit unseren elementaren Eigenschaften, dann sind die Doshas wunderbar gestimmte Instrumente unseres Organismus, die uns zur vollen Verwirklichung all unserer Aufgaben, Wünsche und Bestrebungen in idealer Weise behilflich sind.

▣ Regulation und Harmonie

Neben dieser mehr stabilen Grundnatur der Doshas, die, wie gesagt, für jeden Menschen ganz individuell konstelliert ist, unterliegen diese geistigen und körperlichen Energien aber auch aktuellen Veränderungen und Anforderungen und müssen sich diesen anpassen. Das ist bei genauer Betrachtung ein unendlich komplexes Geschehen, das minutiös von einer überragenden Intelligenz in unserem Körper gesteuert wird.

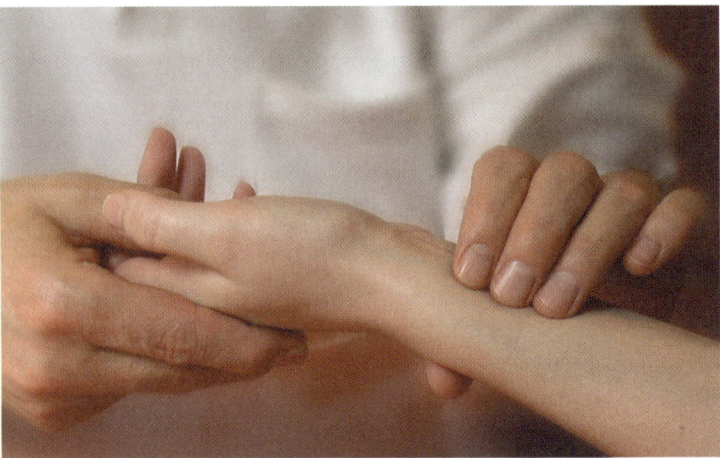

3: Mit Nadi Vigyan, der ayurvedischen Pulsdiagnose, berührt der Arzt die Seele des Patienten. Er erfühlt auf subtile und ganzheitliche Weise die Ursachen und Grundlagen von Gesundheit und Kranksein.

Kosmos Körper

Vergegenwärtigen wir uns, dass unser Nervensystem mehr Signal-kombinationen in jeder Sekunde verarbeitet, als es Atome im Universum gibt. Werden wir uns dabei bewusst, welch grandiose Integrationsleistung unser Organismus vollbringen muss, wenn wir nur die einfachsten Handlungen wie etwa Sprechen, Schreiben oder Lesen durchführen. Hundert Billionen Zellen, aus denen unser Körper besteht, von denen fünfhundert Milliarden Tag für Tag absterben und neu gebildet werden, müssen in komplexe Vernetzungen und Funktionskreise einbezogen werden. All diese Vorgänge zu integrieren, unser gesamtes Denken, Fühlen, Handeln, die Aufnahme von Nahrung, das Bewältigen von Krisensituationen liegen im Aufgabenbereich der drei Doshas, die ganz natürlich eine individuelle Balance anstreben. Leben ist also ein lebendiges Wechselspiel von Einflüssen und unseren Reaktionsweisen darauf, immer mit dem Bestreben, eine natürliche Balance aufrechtzuerhalten oder wiederherzustellen.

> **Der Körper ist ein Universum für sich, dessen unvorstellbar vielfältigen Funktionen durch die drei Doshas gesteuert werden.**

▦ Das ganze Farbspektrum des Lebens

Ein Vergleich mit einem Farbfernsehbild mag dies veranschaulichen: Ein gutes Bild entsteht aus der harmonischen Mischung der drei Grundfarben Rot, Grün und Blau. Nimmt dagegen eine Farbe überhand, sagen wir Blau, so entsteht ein farbstichiges Bild, und die Farbharmonie ist gestört. Ähnlich ist es mit unserem Geist-Körper-System. Nimmt ein Dosha überhand, so entwickeln sich Symptome und körperlich-geistige Erscheinungen, die zunächst nur als Vorstadien, später auch als bereits manifeste Krankheiten erscheinen. Der Mensch ist aus dem Gleichgewicht geraten. Sein Vata, Pitta oder Kapha ist gestört. Auch eine Kombination von Ungleichgewichten im Bereich der Doshas ist in allen Variationen natürlich möglich. Solange wir den Selbstrückbezug, wie ihn der Ayurveda lehrt, in uns aufrechterhalten haben, also ein gesundes Gespür für richtig und falsch bewahren und danach handeln, unterstützen wir unsere Doshas in ihrem natürlichen Bestreben nach Gleichgewicht. Haben wir diese selbstregulierende Innenwahrnehmung verloren oder missachten wir sie, entstehen körperliche und geistige Ungleichgewichte, die unter Umständen zu akuten oder dauerhaften Störungen oder Krankheiten führen. Ziel aller ayurvedischen Therapien ist es daher, das Gleichgewicht, die Harmonie der Doshas wiederherzustellen und dabei auch – und das ist ganz wesentlich – die Selbstheilungsenergien freizulegen und die Fähigkeit für ein gesundes Leben zu entwickeln.

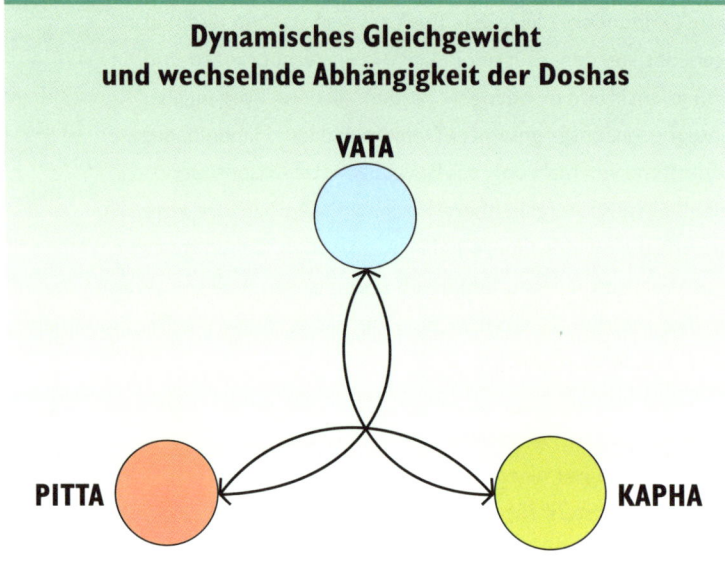

Dynamisches Gleichgewicht und wechselnde Abhängigkeit der Doshas

VATA

PITTA   KAPHA

◾ Die geistigen Eigenschaften der Doshas

Manche geistigen Eigenschaften haben wir bereits erwähnt, hier noch eine etwas ausführlichere Aufzählung, um die Bedeutung der Doshas als ganzheitliche Bioregulatoren besser zu verstehen.

- Vata: wach, sensitiv, feinfühlig, flexibel, geistig rege, lebendig und offen
- Pitta: kreativ, scharfer Verstand, dynamisch, bereit, die Dinge anzupacken und zu verändern
- Kapha: stabil, ausdauernd, gründlich, bodenständig, gutes Langzeitgedächtnis

Im Ungleichgewicht kennzeichnen die Doshas aber auch unsere negativen geistig-seelischen Eigenschaften und Charakterzüge. Dann ist Vata ängstlich, besorgt, nervös und zaudernd reagiert, empfindlich auf Sinnesreize und Umweltbelastungen. Pitta reagiert gereizt, grantig, aggressiv und zornig, ist leicht hitzköpfig und fällt durch vermehrtes Verlangen nach Genussmitteln auf. Kapha schließlich wirkt träge, dumpf und schwerfällig, sowohl im Denken als auch im Handeln. Oder es macht schwermütig, stur und geistig unbeweglich.

Bereits durch diese sehr einfache Unterteilung mittels Vata, Pitta und Kapha ist schon eine differenzierte Zuordnung von Krankheiten mit ihren körperlichen und psychischen Eigenschaften und Symptomen möglich. Wir erhalten so bereits ein neues Verständnis von Gesundheitsstörungen, das uns auch bei der Bewertung von Kopfschmerz leitet.

> **Harmonie der Doshas bedeutet: Das Leben ist in Ganzheit gegründet. Das ist vollkommene Gesundheit.**

▦ Biologische Rhythmen

Die Doshas geben, soweit haben wir sie bereits kennen gelernt, Aufschluss über die „Natur einer Erkrankung". Da sie aber auch kosmologische, überall wirkende Prinzipien sind, unterliegt auch die äußere Natur ihrem Wechselspiel. Ausgedrückt zum Beispiel in dem Wandel der Jahreszeiten, in Tageszeitenrhythmen oder in Klima und Landschaftsstruktur.

> **Die Doshas geben Aufschluss über die Natur der Erkrankung. Als Teil des Universums reagieren wir auch auf das Kräftespiel der Doshas in der äußeren Natur.**

Die Doshas bei Wind und Wetter

Wenn Wetter und Klima bestimmte Eigenschaften annehmen, werden die entsprechenden Doshas auch in uns angeregt:

- Vata durch kaltes trockenes Wetter, zum Beispiel im Winter oder durch Zugluft, Föhn und Wind
- Pitta durch Hitze, zum Beispiel im Sommer

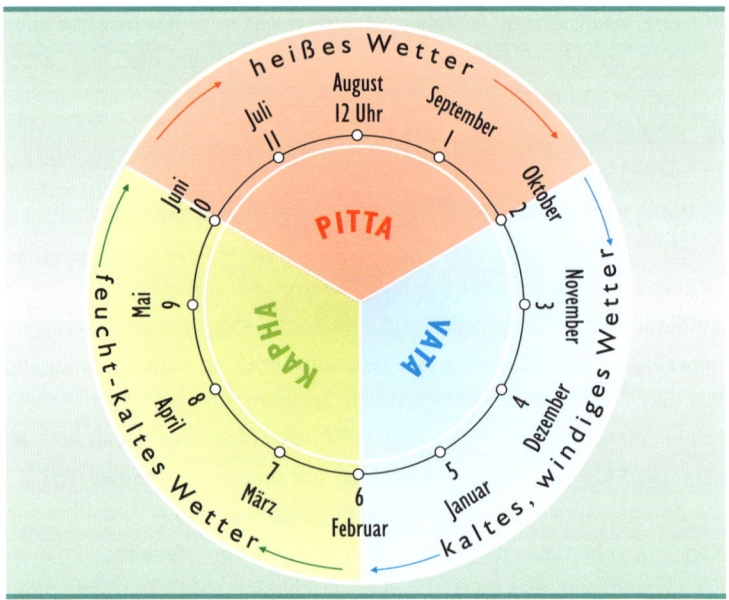

- Kapha durch feuchtes und kaltes Wetter, zum Beispiel im Frühjahr zur Schneeschmelze, bei Nebel oder während Regen und Schneefall

Die Doshas im Tageslauf

Auch während ihres Tageslaufs geben uns die Doshas wichtige Hinweise für ihre Störungen. Kapha-Probleme zeigen sich oft zur Kapha-Zeit des Tages, also morgens etwa von sechs bis zehn Uhr. Der Körper kann sich hier noch schwer, träge, steif und unbeweglich anfühlen, und der Geist will noch nicht so recht wach werden. Zur analogen Kapha-Zeit abends fühlen wir uns unter Umständen übermäßig müde und schlafbedürftig. Kapha und Ama haben oft ganz ähnliche Eigenschaften, so dass bei einem Übermaß an Ama Kapha-ähnliche Erscheinungen auftreten können. Manche Arten von Kopfschmerzen treten zu diesen Tageszeiten auf und sind in der Regel Ausdruck einer übermäßigen Ansammlung von Ama im Körper. Meist ist dann auch die Stimmung des Kranken düster und schwer, er fühlt sich antriebslos und träge. Pitta nimmt am späten Vormittag und über Mittag zu, zeigt sich oft durch zunehmenden Appetit und unter Umständen auch durch vermehrte Beschwerden, wenn diese mit Pitta zusammen-

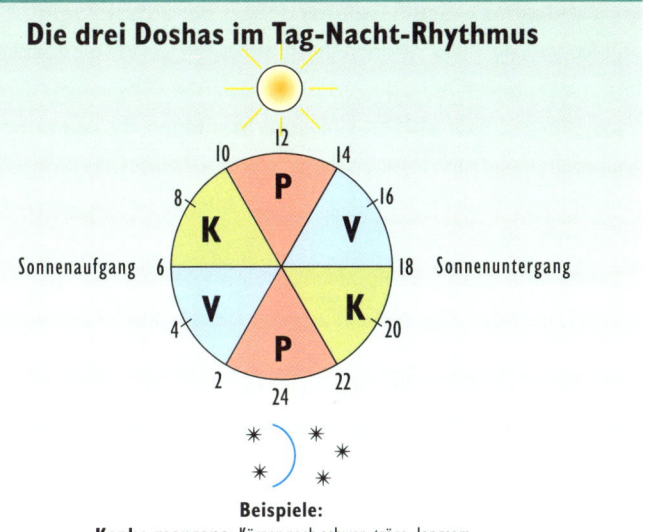

Die drei Doshas im Tag-Nacht-Rhythmus

Sonnenaufgang 6   Sonnenuntergang 18

Beispiele:
Kapha morgens: Körper noch schwer, träge, langsam
Pitta mittags: Maximale Wärmebildung, aktivste Zeit des Verdauungsfeuers
Vata nachmittags: Psychologische Leistungsfähigkeit am größten, Lebhaftigkeit des Denkens
Kapha abends: Trägheit von Körper und Geist, Entspannung, Schlafbedürfnis
Pitta nachts: Maximalzeit „geistiger Verdauung", Regeneration der Verdauungsorgane,
Wärmebildung für den Schlaf
Vata nachts: vermehrte geistige Aktivität, vermehrte Traumtätigkeit,
gegen Morgen Aktivierung der Ausscheidungsfunktionen

hängen. Auch nachts, zwischen 22 und 2 Uhr, wenn Pitta erneut dominiert, bestimmte Organe regeneriert und Körperwärme für den Schlaf erzeugt, können Pitta-Beschwerden auftreten. So setzt bei zwanzig Prozent der Fälle von Cluster-Kopfschmerz (Seite 118 ff.), dem eine starke Pitta-Komponente zugesprochen wird, die Schmerzattacke nachts ein. Vata bringt Schwung in den Nachmittag und vermehrt unsere Träume in der zweiten Nachthälfte. In den frühen Morgenstunden regt es die Ausscheidung von Stuhl, Urin und Stoffwechselabfallprodukten an. Vata-Beschwerden zeigen sich ebenfalls häufig in diesen Maximalzeiten. Da Vata von den drei Doshas am leichtesten aus dem Gleichgewicht zu bringen ist, verursacht es auch die meisten körperlichen und psychischen Probleme. Es kann glücklicherweise durch eine gesunde, Vata ausgleichende Routine im täglichen Leben bald wieder ins Lot gebracht werden.

◼ Subdoshas – Schlüsselfunktionen der Physiologie

Subdoshas sind Teilfunktionen der Doshas, die jeweils eine Schlüsselstellung mit speziellen Aufgaben in der menschlichen Physiologie einnehmen. Vata, Pitta und Kapha haben fünf Unterfunktionen, die hier nicht genauer besprochen werden. Welche Bedeutung die Subdoshas für unser Wohlbefinden und für die Entstehung von Krankheiten haben, soll aber an zwei Beispielen erläutert werden:

Apana-Vata sitzt energetisch im unteren Bauchraum und regelt alle Vorgänge, die mit Ausscheidung zu tun haben: also Stuhlgang, Harnausscheidung, Absonderung von Samenflüssigkeit und den Vorgang der Menstruation. Auf geistiger Ebene ist Apana das Prinzip des „Loslassenkönnens", eine Fähigkeit, die heute nur noch wenige Menschen besitzen. Ist das Prinzip Apana gestört, dann können ganz verschiedene Symptome und Krankheiten auftreten. Krankheiten im Bereich des Unterleibs, des Beckens, des unteren Rückens und der Beine unterliegen besonders dem Einfluss dieses Subdoshas. Ein ganz einfaches Beispiel sind chronisch kalte Füße oder Menstruationsbeschwerden bei Frauen. Die Apana-Energie kann sich, wenn die Störung tiefer sitzt, stärker oder länger besteht, nach oben bewegen und hier zur Ursache verschiedener Krankheiten und Beschwerden werden. Auch Verspannungen im Nacken oder Kopfschmerzen können von einem gestörten Apana kommen, ja sogar die Schlüsselstörung sein, deren Korrektur schließlich auch anhaltend die Symptome am Kopf heilen kann. Hierin liegt auch die Erklärung, warum ein warmes Fußbad manche Kopfschmerzen schneller bessern kann als Aspirin. So gehört es also zur Aufgabe im und zum Können des ayurvedischen Arztes, die entsprechenden Schlüsselstörungen zu lokalisieren und zu behandeln.

Loslassen, innere Gelassenheit und Urvertrauen kennzeichnen die geistige Qualität eines wichtigen Subdoshas: Apanas-Vata.

Ein zweites sehr wichtiges Teilprinzip ist **Ranjaka-Pitta.** Dieses Subdosha wirkt auf Leber, Galle und Milz. Eine seiner wichtigsten Funktionen ist die Blutbildung und Giftverarbeitung. Toxine, die bei unvollständiger Verdauung im Magen-Darm-Trakt oder unvollständigem Stoffwechsel in den Zellen und Geweben auftreten, gehen zum Teil über die Leber einer „Nachverarbeitung" zu. Bei Toxinüberlastung kommt es zu den bekannten psychischen und körperlichen Beschwerden, die wir im akuten Fall auch nach einem opulenten Mahl oder zu viel Alkohol feststellen können. Wir fühlen uns danach mitunter übel, gereizt, verkatert, unleidlich und missgelaunt, als wäre uns eine „Laus über die Leber gelaufen". Das kennzeichnet ein Erscheinungsbild des gestörten, überlasteten Ranjaka-Pittas. Bei mancher Kopfschmerzart, zum Beispiel der Migräne (Seite 82 ff.), spielt dieses Subdosha mit und muss gezielt, etwa mit speziellen ayurvedischen Pflanzenheilmitteln, behandelt werden.

▣ Srotas – „Kanalsystem" des Körpers

Zu den Srotas mit Versorgungsfunktion gehören die Bronchien und das Magen-Darm-System. Die ableitenden Harnwege und der Dickdarm entsorgen dagegen den Körper. Auch das Blutgefäß- und Lymphsystem gehören zu den

Mit Srotas bezeichnet der Ayurveda die Kanälchen des Körpers, in denen Substanzen transportiert werden.

Srotas – ebenso wie die Kapillaren, die Poren in der Zellwand und die Transportwege innerhalb der Zellen. Der Ayurveda beschreibt für jedes Gewebe ein eigenes System von Srotas. Der Substanztransport in den Srotas kann zu stark, zu gering, blockiert oder rückläufig sein.

▣ Drei Begriffe zu Stoffwechsel und Verdauung

Das System der Doshas und Subdoshas ist die gemeinsame Grundlage zur Beschreibung komplexer Vorgänge in Mensch und Umwelt und ihrer wechselseitigen Beeinflussung – und es dient als Grundlage aller Behandlungsformen. Nun müssen noch drei weitere wichtige Begriffe im Zusammenhang mit Stoffwechsel und Verdauung erklärt werden.

Ama: „nicht gar gekocht" und „unverdaut"

Eine wesentliche Ursache von Krankheit und Schmerz liegt nach Auffassung des Ayurveda in Übereinstimmung mit westlicher Medizin auch in der Ansammlung von Toxinen. Der ayurvedische Arzt bezeichnet diese unabhängig von ihrer Herkunft mit einem Sammelbegriff als Ama (a-ma = unverdaut, unreif, ungekocht) und meint damit alle Stoffwechselfehlprodukte, unverdaute Nahrungsbestandteile, Zellgifte und körperfremde Stoffe, die Gesamtheit der so genannten Endo- und Ektotoxine. Diese können Ausgangspunkt und Folge von körperlichen und psychischen Erkrankungen sein. In der westlichen Medizin haben wir bisher keine geeigneten Begriffe, die vollständig beschreiben, was mit Ama gemeint ist. Die Naturheilkunde spricht von „Schlackenstoffen" und meint damit etwas Ähnliches, findet damit aber bei strengen Schulmedizinern kein Verständnis, da es nach ihrer Auffassung keine Schlacken im Körper gibt. Die moderne Medizin hat aber einiges von dem, was Ayurveda mit Ama meint, inzwischen identifiziert. So können wir alle Stoffwechselnebenprodukte dazurechnen, die bei gestörtem Eiweißstoffwechsel im Darm auftreten: Kadaverine, Putriszine und Spermidine etwa, die insgesamt als Polyamide bezeichnet werden. Oder Alkohole, die bei Gärungsprozessen im Darm auftreten. Eine ganz bedeutende Form von Ama sind schließlich die Verursacher der freien Radikale im Stoffwechsel von Zellen und Geweben. Dieses Thema ist so wichtig, dass ihm ein eigenes Kapitel gewidmet wird (Seite 59 ff.).

Agni – biologisches Feuer

Die Ursache für das Auftreten von Endotoxinen wird in einer Funktionsstörung des ganzheitlichen Prinzips Agni gesehen. Agni ist auf körperlicher Ebene das Zell- und Stoffwechselfeuer, die Verdauungskraft. In geistiger Hinsicht repräsentiert Agni die Fähigkeit des Nervensystems zur Verarbeitung von Sinneseindrücken, die „geistige Verdauung". Wir müssen hier betonen, dass Agni wiederum ein ganzheitliches und psychosomatisches

WIE KÖNNEN WIR AGNI STÄRKEN?

Im Ayurveda gibt es ein reichhaltiges Wissen über Maßnahmen zur Stärkung von Agni. Dazu gehören zahlreiche Rezepturen zur Stärkung der Verdauungskraft und Wiederherstellung einer gesunden Darmflora, individuelle Diät- und Fastenmaßnahmen, ein umfangreiches Wissen über die Wirkung von Nahrungsmitteln pflanzlicher und tierischer Herkunft, zum Teil hochwirksame Kräuter- und Mineralpräparate und unterschiedliche ergänzende Maßnahmen, vor allem Ordnungstherapie unter Einbeziehung von konstitutionellen Eigenheiten, Lebensalter, Beruf und biologischen Rhythmen.

Die Beurteilung der Vitalität dieses biologischen Feuers ist in der täglichen Praxis wegen seiner wichtigen Rolle in der Entstehung von Krankheit und Schmerz von großer Bedeutung.

Prinzip ist und daher durch ganz unterschiedliche äußere und innere Einflüsse geschwächt oder gestärkt werden kann. Wie viel, wann und was wir essen, beeinflusst unser Körperfeuer also ebenso wie die Welt unserer Gefühle und Emotionen, die inneren Biorhythmen und die äußeren Einflüsse von Klima oder Jahreszeiten. Und nicht zu vergessen: Eine wichtige Einflussgröße ist unsere Konstitution, die dem einen lange Zeit in seinem Leben erlaubt, in Sachen Essen aus dem Vollen zu schöpfen, während der andere von Natur aus sehr sorgsam mit der Wahl seiner Nahrungsmittel umgehen muss. Die Therapie von Agni muss daher ganzheitlich erfolgen und kann sich nicht allein auf Empfehlungen zur Auswahl gesunder Nahrungsmittel beschränken.

Ojas – feinste Essenz von Nahrung

Ein gesundes Agni ist eine der Voraussetzungen für die kontinuierliche Bildung von Ojas, der feinsten Essenz von Nahrung. Letzteres ist die feinstoffliche Entsprechung von körperlichem und geistigem Wohlbefinden.

Ojas verleiht Immunität, psychische und physische Stärke, Ausstrahlung, Vitalität, Ausgewogenheit und Glück. Schmerz und Krankheit entstehen dort, wo die Bildung von Ojas beeinträchtigt ist und als negatives Pendant Ama entsteht. Wie Sie Ama beseitigen oder dessen Entstehung verhindern, erfahren Sie auf Seite 43 f. und zum Teil auch bei den einzelnen Krankheitsbildern. Die Ausscheidung vorhandener Toxine können wir mit teilweise sehr einfachen, aber wirkungsvollen Maßnahmen wie der Heißwasser-Trinkkur (Seite 45 f.) fördern. Sie dient vor allem zur Ausleitung wasserlöslicher Toxine, während Ghee oder andere ölige Substanzen fettlösliche Stoffe binden und deshalb bei der Pancha-Karma-Therapie eingesetzt werden (Seite 46 ff.).

Was sagt uns Schmerz?

In einem Buch über Kopfschmerzen kommen wir nicht umhin, den unangenehmsten Bestandteil dieser und vieler anderer Krankheiten näher zu beleuchten und uns Gedanken über den Sinn von Schmerz und seine Entstehung aus ayurvedischer Sicht zu machen. Besonders für die Behandlung macht das Sinn, denn die verschiedenen Schmerzqualitäten geben einen unmittelbaren Hinweis auf das jeweils gestörte Dosha, das es zu behandeln gilt.

Schmerz kann auch als lokaler oder allgemeiner Mangel an Ojas gesehen werden. Ojas, jene feinstoffliche Energie, die Wohlbefinden, Ganzheit und Gesundheit aufrechterhält, kann man gewissermaßen als „Anti-Schmerz-Substanz" unseres Körpers ansehen.

Schmerzen sind Warnsignale unseres Körpers, die wir beachten und deren Ursachen wir ganzheitlich beseitigen sollten. Aus ayurvedischer Sicht sind Schmerzen primär eine Vata-Erscheinung, denn Vata regelt die Informationsübertragung und die Reizleitung in den Nerven. Schmerzen treten dort auf, wo der freie Fluss von Information blockiert ist und Vata in seinem Bewegungsfluss auf ein Hindernis stößt. Diese Blockaden im ganzheitlichen Sinn zu überbrücken und zu beseitigen ist Ziel der ayurvedischen Schmerztherapie.

Unbewusst hat jeder von uns die ayurvedische Schmerztherapie schon angewendet: Wenn wir uns den Fuß am Türrahmen gestoßen haben, reiben wir die schmerzende Stelle und versuchen so, instinktiv den ununterbrochenen Energiefluss wiederherzustellen. Viele der lokalen Anwendungen des Ayurveda machen sich dieses einfache Prinzip zunutze: Einreibungen mit medizinierten Kräuterölen, Umschläge, Packungen, Auflagen, Wärme- oder Kälteanwendungen haben das Ziel den Energiefluss anzuregen.

Schmerzerleben ist subjektiv

Wie Sie sicherlich schon selbst erfahren haben, verändert sich Schmerz-
empfindung im subjektiven Erleben: In typischen Vata-Phasen empfindet
man Schmerzen stärker als sonst. So sind beispielsweise Zahnschmerzen
nachts während der Vata-Phase besonders unangenehm, und Kopfschmerzen treten durch typische Vata-Situationen wie Stress und psychische
Belastungen verstärkt auf. Sogar Farben haben über die Sinneswahrnehmung einen spürbaren Einfluss auf Wohlbefinden und Schmerzzustände.
Wissenschaftliche Untersuchungen ergaben, dass beim Anblick der Farbe Gold morphinähnliche Substanzen, die so genannten Endorphine, freigesetzt werden, die Schmerz reduzieren. An einer deutschen Krebsklinik
macht man sich dies zunutze und verwendet in den Krankenzimmern diese
Farbe. Aus ayurvedischer Sicht regt der Anblick von Gold am meisten die
Bildung von Ojas an.

Auch Pitta und Kapha können beteiligt sein

Obwohl Vata prinzipiell an jeder Art von Schmerz beteiligt ist, können auch
die beiden anderen Doshas Pitta und Kapha oder alle drei in Kombination
mit einbezogen sein.

Auch Ama ist unter Umständen an der Schmerzentstehung beteiligt.
Bei bestimmten Schmerzkrankheiten, vor allem bei durch Ama verursach-
ten Kopfschmerzarten (Seite 76 f.) sind deshalb Gift ausleitende Maßnahmen wie Fasten (Seite 44 f.), Flüssigkeitstage, spezielle ayurvedische Präparate oder Pancha Karma (Seite 46 ff.) angezeigt.

Für die örtliche Behandlung von Schmerzen ist es hilfreich, die typischen Schmerzcharakteristika aus ayurvedischer Sicht zu kennen, da sich
die Art der Anwendung danach richtet:

● *Vata-Schmerzen* empfinden Sie als ziehend, elektrisierend, spannend,
krampfend, blitzartig einschießend oder auch als wandernd und verän-
derlich.

Sie verschlimmern sich durch Kälte, Zugluft, Trockenheit, Anstrengung,
schnelle Bewegung, Stress, Zeitdruck, Angst, Sorgen, Fasten, trockene,
rohe und blähende Nahrungsmittel.

Sie verbessern sich durch Wärme, Ruhe, ölige und feucht-warme Anwendungen, Dampfbäder, regelmäßigen Tagesablauf, Entspannung, Stille, regelmäßiges Essen, ausreichendes Trinken, warme und nahrhafte Speisen.

Typisch dafür sind Spannungskopfschmerz (Seite 72 ff.), Nerven- und Ischiasschmerzen, Koliken, abnutzungsbedingte Gelenk- und Wirbelsäulenerkrankungen sowie Nackenschmerzen durch Zugluft.

● *Pitta-Schmerzen* empfinden Sie als pochend, klopfend oder brennend. Sie verschlimmern sich durch Wärme, Hitze, Ärger, Aggressivität, übersteigerten Antrieb, heiße, scharfe und saure Nahrungsmittel, auch durch Hunger und Genussmittel, vor allem Alkohol.

Alle Krankheiten und damit auch alle Kopfschmerzformen lassen sich zurückführen auf eine Störung der Doshas.

Sie verbessern sich durch Kühle, wärmeentziehende, kalte Anwendungen, Ausgewogenheit von Ruhe und Aktivität, Auseinandersetzung mit der Schönheit der Natur, Mäßigung, Einschränkung von Genussmitteln.

Typisch dafür sind migräneartige Kopfschmerzen, Cluster-Kopfschmerzen (Seite 118 ff.) , klopfende Kopfschmerzen, aber auch andere Krankheiten wie akut entzündliche Gelenkerkrankungen oder ein Magengeschwür.

● *Kapha-Schmerzen* empfinden Sie als dumpf, diffus, unbestimmt, gleichbleibend und schwer.

Sie verschlimmern sich durch Kälte, Feuchtigkeit, zu viel Schlaf, Bewegungsarmut, Schwermut, Eintönigkeit, schweres, kaltes, zu fettes und zu kohlehydratreiches Essen.

Sie verbessern sich durch: trockene Wärme, Trockenreibungen und -massagen, Bewegung, Heiterkeit, Motivation, geistige Anregung, leichtes, warmes und stoffwechselanregendes, gut gewürztes Essen und durch Fasten.

Typisch dafür sind Schmerzen durch Schleimhauterkrankungen wie Nasennebenhöhlenentzündung, Wasseransammlungen bei stoffwechselträgen, phlegmatischen Menschen sowie dumpfe schwere Kopfschmerzen eventuell auch in Verbindung mit Depressionen.

▪ Vielseitige Behandlungsmöglichkeiten

Die Vielseitigkeit der Therapieansätze im Ayurveda und im vedischen Gesundheitsansatz geben uns wirkungsvolle Möglichkeiten in der Behandlung von Schmerz und Krankheiten im Allgemeinen an die Hand. Ein besonderer Vorteil liegt auch darin, dass unterschiedliche Ansätze aus dem gleichen Betrachtungsmodell abgeleitet werden. Daraus ergibt sich eine klare Systematik und Gesetzmäßigkeit in dieser natürlichen Heilkunde. Alle Behandlungen sind darüber hinaus wohltuend, sanft und angenehm. Sie stehen bei richtiger Anwendung im Einklang mit dem natürlichen Empfinden des Patienten, der sich verstanden fühlt, und sie wirken auch bei lokaler Anwendung immer auf den ganzen Menschen.

Kapitel 2

Ayurvedische Heilverfahren

Unser innerstes Selbst
ist der Ort vollkommener Gesundheit.

Wer im Selbst gegründet ist,
erfreut sich inneren Glücks und Gesundheit.

Vollkommene Gesundheit

In der Sprache des Veda ist unser Körper Amrit Kalash, ein „Gefäß der Unsterblichkeit". Er beherbergt alles Wissen der Natur, woraus er auch entstanden ist. Impulse von Intelligenz erschaffen und rekonstruieren diesen Körper in jedem Augenblick des Lebens. Während Sie diese Zeilen lesen, laufen in Ihrem Organismus Milliarden chemischer Interaktionen und Reaktionen ab. Der Körper ist ein fließendes System von unvorstellbarer Komplexität und unentwegter Veränderung und Erneuerung. Warum, so stellt sich nun die Frage, altern wir dann oder werden krank, wenn doch alles in unserem Organismus einem ständigen Fluss von Austausch und Erneuerung unterliegt?

Die Antwort kann nur lauten: Wir reproduzieren uns nach den gleichen fehlerhaften Mustern. Jedes Gefühl, jeder Eindruck prägt und strukturiert chemisch-physikalische Abläufe in unserem Körper und geht als Erinnerung in alle Zellen ein. Somit erhält jede Zelle eine Kopie unserer Bewusstseinsinhalte und „funktioniert" deshalb wie ihre Vorgängerzelle. Ziel der Therapien des Maharishi Ayur-Veda ist es daher vor allem, diese grundlegenden Muster, die im Bereich unseres Denkens, Fühlens und daraus resultierenden Verhaltens liegen, zu korrigieren und den Menschen in Einklang mit seinem Selbst zu bringen, dem ordnenden und heilenden Ort in ihm. Bemerkenswerter Weise heißt Gesundheit in der ayurvedischen Lehre Swastha: im Selbst begründet sein.

> **AUF DIE INNERE STIMME HÖREN**
>
> Entscheidungen, die aus der Tiefe des Herzens kommen, sind weise Ratgeber, denn sie rühren aus der Einheit des Selbst. „Fehler des Intellekts", eines sehr begrenzten Instrumentes unseres Geistes, die als die eigentliche Ursache aller Probleme und Krankheiten gelten, werden so vermieden. Wir sollten also versuchen, äußeren Ereignissen weniger Bedeutung beizumessen, um nicht den Bezug zum Inneren zu verlieren. Denn wer im Selbst ruht, bewahrt seine Gesundheit und handelt zum eigenen Wohl und dem anderer.

▦ Sind wir im Selbst gegründet?

Sich diese Frage zu stellen, ist ganz offensichtlich von großer Tragweite für unser Leben. Aus vedischer Sicht hängen Glück, Gesundheit und Erfolg im täglichen Leben entscheidend davon ab. Doch was wissen wir von unserem Selbst? Wir alle sind zur Schule gegangen, haben Schreiben, Lesen und Mathematik gelernt, wissen so manches über die Welt der Atome und den Lauf der Erde um die Sonne. Über unser eigenes Selbst aber haben wir nichts erfahren. Wie ist es also beschaffen? Die vedischen Texte geben uns auch darüber eine bemerkenswerte Auskunft: Unser eigenes Selbst ist der stille Hintergrund von Wissen, Bewusstsein und Wahrnehmung, der uns erlaubt, intuitiv, aus innerem Wissen heraus, richtig zu handeln. Etwas, was der Verstand allein nicht kann. Sind wir aber überschattet durch die vielfältigen Ereignisse des täglichen Lebens, dann verlieren wir den Kontakt zu dieser Quelle von klarer Entscheidung und vollkommener Gesundheit in uns. Das gilt aus vedischer Sicht als die letzte und ursprüngliche Ursache von Problemen, Misserfolg und Krankheit. Wir haben den „Selbstrückbezug" verloren, so die ayurvedische Lehre.

▦ Krankheit entsteht im Bewusstsein

Im Gegensatz zur modernen Medizin, die die Ursachen von Krankheiten im physikalischen und biochemischen Bereich sucht, geht der Maharishi Ayur-Veda in der Feststellung der Ursachen direkt auf die grundlegendste Bewusstseinsebene. Denn die Unfähigkeit, das eigene Selbst, das ständig im Einklang mit allen Naturgesetzen ist, wahrzunehmen und im Leben auszudrücken, schafft ein ständiges Ungleichgewicht in Geist und Körper, das letztlich in Krankheiten, Leiden und im Alterungsprozess endet.

Unser innerstes Selbst ist der Ort vollkommener Gesundheit. Wer in sich gegründet ist, erfreut sich inneren Glücks und Gesundheit.

▦ Vierzig Ansätze für vollkommene Gesundheit

Das Gesamtspektrum vedischer Therapien beinhaltet alle vierzig Aspekte der vedischen Literatur, um die Gesundheit von Mensch und Umwelt zu erhalten oder diese wiederherzustellen. Gemeinsame Grundlage der ganz unterschiedlichen Therapiearten, von denen ich im Folgenden einige kurz vorstelle, ist immer, den Selbstrückbezug und damit Wohlbefinden zu erhalten. Die Balance der geistig-seelischen und körperlichen Kräfte, ausgedrückt in der Lehre von den Doshas, ist der direkte Ansatz dazu. In diesem Sinne wirken alle Behandlungen harmonisierend und fördern die Eigenheilkräfte von Mensch und Natur.

Das folgende Zehn-Punkte-Programm beinhaltet eine Auswahl der wirkungsvollsten Therapien für Kopfschmerzen:

1. Einfache, aber grundlegende Ernährungsempfehlungen
2. Yoga und andere Körperübungen
3. Pancha Karma: ayurvedische Reinigungs- und Regenerationstherapie
4. Rasayanas: verjüngende und vitalitätsstärkende Pflanzen- oder Mineralpräparate
5. Das Wissen um biologische Rhythmen und seine Nutzung
6. Transzendentale Meditation, Entspannung, Musik-, Farb- und Aromatherapie
7. Vedische Urklangtherapie
8. Jyotish und Yagya, vedische Astrologie und vedische Handlungen, die positiven Einfluss bringen
9. Stapathia-Veda: vedische Architektur und Baubiologie
10. Tipps für jeden Tag

▢ Ernährung im Ayurveda

Richtiges und gesundes Essen erfüllt ein Grundbedürfnis des Menschen. Mit Nahrung führen wir uns nicht nur die erforderlichen Bausteine des Lebens zu, sondern nähren damit auch unser Herz und unseren Geist. Essen ist daher aus ayurvedischer Sicht nicht so sehr eine Sache des Verstandes, sondern vielmehr des Herzens. Nur was gut schmeckt, alle Sinne befriedigt und das Herz erfreut, ist wirklich gesund. Natürlich sollten unsere Nahrungsmittel auf gesundem Boden in natürlicher Umgebung gewachsen sein und alle Ansprüche erfüllen, die wir an ein hochwertiges Lebensmittel stellen. Wichtig ist darüber hinaus aber, dass wir im Einklang mit unserer eigenen Natur und den aktuellen Bedürfnissen essen. Die Doshas geben uns dafür die richtigen Hinweise und die *Rasas*, die sechs

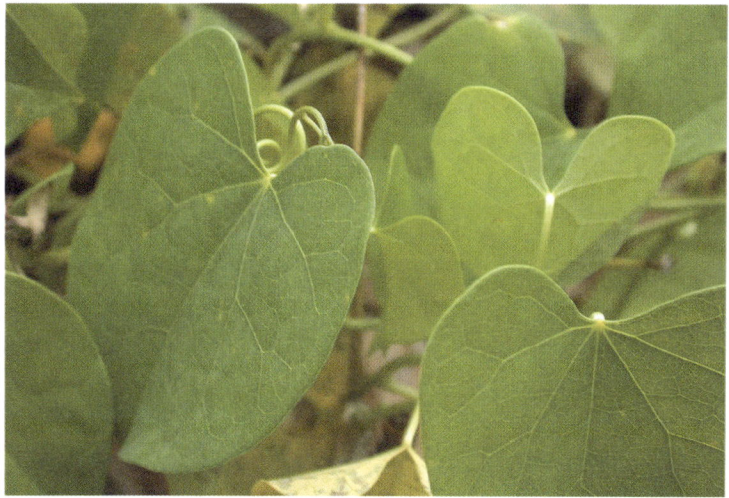

4: Tinospora cordifolia, Sanskrit „Guduci" oder auch „Amrita", die Unsterbliche, ist eine der häufig verwendeten ayurvedischen Heilpflanzen mit großem Wirkungsspektrum.

Geschmacksrichtungen, drücken sie durch unser Verlangen nach ganz bestimmten Speisen aus. Essen ist daher eine der wichtigsten Möglichkeiten, die Balance in Körper, Geist und Seele zu erhalten oder wiederzugewinnen, vermittelt durch das Harmoniebestreben der Doshas.

Die Geschmacksqualitäten der *Rasas* bereiten die jeweiligen Verdauungsorgane auf ihre Aufgabe vor.

- **Süß:** anregend für die Bauchspeicheldrüse
- **Sauer:** anregend und kräftigend für die Magendrüsen, stimuliert am stärksten die Speichelbildung
- **Salzig:** appetitanregend, beeinflusst den Wasserhaushalt
- **Scharf:** anregend auf den Stoffwechsel, wärmeerzeugend und reinigend
- **Bitter:** reinigend, stimuliert Leber und Galle
- **Herb:** zusammenziehend, wirkt schleimhautberuhigend

So sollten Sie essen

Die nachfolgenden Empfehlungen verstehen sich nicht als starre Regeln, sondern als Orientierungshilfe. Vertrauen Sie vor allem Ihrem natürli-

chen Verlangen und inneren Bedürfnissen! Sie werden sich mit der empfohlenen Auswahl wohl fühlen, wenn das angegebene Dosha bei Ihnen
aus dem Gleichgewicht geraten ist. Befragen Sie im Zweifelsfall oder bei
ernsten Gesundheitsstörungen einen im Maharishi Ayur-Veda ausgebildeten Arzt!

Ayurveda empfiehlt in der Regel vegetarische Kost. Um sich entsprechend
der Doshas zu ernähren, müssen Sie aber kein Vegetarier sein, obwohl diese
Ernährungsweise viele gesundheitliche Vorteile mit sich bringt. Versuchen Sie,
Ihre Ernährung allmählich umzustellen, indem Sie Ihren Fleisch-
konsum nach und nach reduzieren! Bevorzugen Sie zunächst Ge-
flügel und Fisch! Beides ist leichter verdaulich als Fleisch.

> „Ein gutes Essen reinigt den Körper, gibt Stärke und Energie, fördert Gesundheit und klares Denken und bewahrt das Leben.“
> *Vedische Weisheit aus den Upanishaden*

Vata

Bevorzugen Sie warme, wohlschmeckende Speisen und Getränke, Süßes, Saures und Salziges, schwere, reichhaltige und
ölige Speisen sowie alle vier bis fünf Stunden kleine bis mittel-
große Mahlzeiten! Meiden Sie kaltes, trockenes und leichtes
Essen, Bitteres, Herbes und Scharfes sowie gewichtsredu-
zierende und unregelmäßige Mahlzeiten!

Zu den empfehlenswerten Nahrungsmitteln gehören alle Getreide, alle
Milchprodukte und Fette in kleinen Mengen. Sehr gut eignen sich alle süßen und reifen Früchte und gekochten Gemüse. Als Gewürze sollten Sie
Ingwer, Kardamom, Zimt, Kreuzkümmel und schwarzen Pfeffer bevorzugen. Eine Vata ausgleichende Gewürzmischung gibt es als Vata-Churna
im Handel.

Pitta

Bevorzugen Sie kühle, reichhaltige Speisen und Getränke, Süßes, Bitteres
und Herbes, schwere, ölige und gehaltvolle Mahlzeiten in mäßigen Mengen und Salate! Meiden Sie heiße Speisen und Getränke, Scharfes, Saures
und Salziges sowie leichte, trockene und unregelmäßige Mahlzeiten!

Zu den empfehlenswerten Nahrungsmitteln gehören Reis, Weizen und
Gerste, gekochte Gemüse wie Spargel und Zucchini, Milch, Sahne, Ghee,
und süße Früchte. Von den Gewürzen haben Ingwer, Gelbwurz, Koriander
und Safran eine Pitta ausgleichende Wirkung, ebenso die fertige Gewürz-

mischung Pitta-Churna. Besonders wichtig ist es, auf übersäuernde Nahrungsmittel und Getränke zu verzichten. Dazu gehören saure Milchprodukte, Zitrusfrüchte, kohlensäurehaltige Getränke und Alkohol.

Kapha

Bevorzugen Sie generell warme Speisen und Getränke, Scharfes, Bitteres und Herbes, leichte und trockene Mahlzeiten sowie appetitanregende Gerichte, Salate und Suppen! Meiden Sie generell kaltes, schweres und reichhaltiges Essen, Süßes, Saures und Salziges sowie zu üppige und ölige Gerichte und Zwischenmahlzeiten!

Günstige Nahrungsmittel sind scharfe und bittere Gemüse wie Rettich, Spinat und Salate. Von den Getreiden sollte man neben Reis und Gerste, Mais und Hirse bevorzugen. Besonders günstig sind Hülsenfrüchte wie Mung Dhal oder Linsen, die zu Saucen verarbeitet werden. Wichtig ist es auch, alle Speisen salzarm, aber kräftig gewürzt, zuzubereiten. Geeignete Gewürze sind Ingwer, Pfeffer, Gelbwurz, Nelken, Kreuzkümmel oder Kapha-Churna als Fertigprodukt.

Die ayurvedische Ernährung ist geschmacksintensiv und auch leicht zubereitet. Wenn Sie sich näher mit der ayurvedischen Kochkunst und Ernährungslehre auseinandersetzen wollen, empfehlen wir Ihnen, nähere Informationen bei Ernährungsseminaren in den Maharishi-Ayur-Veda-Gesundheitszentren einzuholen. Außerdem gibt es einige empfehlenswerte Bücher zu diesem Thema (Seite 137).

Entschlacken und Ama abbauen

Um Ama in den wichtigsten Körpergeweben abzubauen genügt oft schon eine Entschlackungskur von acht bis zehn Tagen.

Vermeiden Sie während der Kur: Gebratenes, Frittiertes, Fettes, Saures, reine Rohkost, rohes Getreidemüsli, Fisch, Schweine- und Rindfleisch, Käse, Quark, Joghurt und andere Sauermilchprodukte sowie Süßigkeiten in jeder Form.

Bevorzugen Sie stattdessen: weißen Reis, Blattgemüse, Karotten, rote Bete, Mungbohnen, leichte, abgelagerte Brotsorten, frische Salate in kleinen Mengen sowie Gemüse- und Getreidesuppen. Halten Sie sich während der Kur viel im Freien auf, und gehen Sie früh zu Bett!

Ihr Speiseplan für zehn Tage

- **Morgens:** ein Glas zimmerwarmes Wasser mit dem Saft von einer halben Zitrone und ein bis zwei Teelöffel Bienenhonig.
- **Frühstück:** Entfällt. Bei starkem Hunger eine halbe Stunde nach dem Wasser frisch gepresste Fruchtsäfte.
- **Mittagessen:** Eine leichte, warme Mahlzeit in ruhiger Atmosphäre. Achten Sie dabei auf Ihren natürlichen Sättigungspunkt! Bleiben Sie nach dem Essen noch zehn bis 15 Minuten sitzen!
- **Abendessen:** Entfällt. Bei starkem Hunger frisch gepresste Fruchtsäfte oder auch Getreide-, Reis- und Gemüsesuppen, die Sie möglichst vor sechs Uhr zu sich nehmen.
- **Zwischenmahlzeiten:** sollten entfallen, ansonsten frische Obstsäfte. Zur Förderung des Stoffwechsels und zum Ausspülen von Ama verwenden wir heißes Wasser, mit der wichtigste Teil der Kur. Die Menge richtet sich nach dem Durst. Trinken Sie jede halbe Stunde eine kleine Menge, etwa zwei bis drei Schlucke bis etwa eine halbe Tasse!

Nach zehn Tagen können Sie Ihre Kost wieder langsam aufbauen. Trinken Sie weiterhin stündlich oder zweistündlich heißes Wasser!

Fastenkur

Bei schweren, durch Schlackenstoffe und Körpergifte stark belasteten Ama-Zuständen, aber auch einleitend zur Behandlung chronischer Krankheiten empfehlen sich einige Fastentage mit Reisschleim. Bei der Reisschleimdiät gibt es drei Tage lang morgens, mittags und abends eine Reissuppe und viel heißes Wasser.

Bewegen Sie sich viel an der frischen Luft, und schlafen Sie ausreichend! Am vierten Tag morgens einen Esslöffel Rizinusöl in einer halben Tasse Wasser mit dem Saft von einer halben Zitrone, einer Prise Salz und einem viertel Teelöffel Ingwerpulver verrühren und anschließend zum Abführen trinken.

> **REISSUPPE** (FÜR EINE PERSON):
> Zwei Esslöffel Basmatireis und gelbe, geschälte Mungbohnen in einem halben Liter Wasser eine Stunde lang leicht köcheln lassen. Mit etwas Salz, Kreuzkümmel, Ingwer oder Gelbwürzpulver würzen. Die Wassermenge kann auch variiert werden. Sollten Sie Reis nicht vertragen oder ihn nicht mögen, so können Sie auch auf eine leichte Gemüse- oder Gerstensuppe ausweichen.

Als erstes Gericht nach dem Abführen ein Lassi (Seite 101) oder eine Reissuppe. Danach gehen Sie langsam auf leichte, warme und vegetarische Speisen über!

Heißwasser-Trinkkur

Das regelmäßige Trinken von heißem Wasser ist eine sehr wirksame Reinigungskur: „Unechte" Hungergefühle zwischen den Mahlzeiten werden befriedigt, Nebenwirkungen beim Fasten wie Übelkeit, Kopfschmerzen, Gereiztheit oder Mattigkeit bleiben aus und der Geschmackssinn verbessert sich. Das schluckweise Trinken hat zudem eine beruhigende und psychisch stabilisierende Wirkung. Darmstörungen verschwinden und das Hautbild wird klarer und frischer. Ebenso vermindert sich Juckreiz, Gelenk-, Rücken- und Nackenschmerzen werden gelindert. Um diese Ergebnisse zu erzielen, ist weniger die Menge des getrunkenen Wassers entscheidend als die Häufigkeit: zwei bis drei Schlucke halbstündlich reichen.

So wird's gemacht

Reines Wasser (kein chloriertes Leitungswasser) ohne Kohlensäure oder mineralstoffarmes Mineralwasser zehn bis 15 Minuten vor Gebrauch kochen. Stündlich oder halbstündlich zwei bis drei Schlucke (oder mehr) trinken.

Yoga – sanfte Körperübungen

Yoga-Übungen, richtig durchgeführt, helfen die Balance im Organismus herzustellen und Stress abzubauen. Durch die sanften Bewegungen und bewussten Stellungen werden Organe und Hormondrüsen stärker durchblutet, Nervenzentren harmonisiert und körperliche sowie seelische Verspannungen aufgelöst. Nicht alle Yoga-Kurse, die heute angeboten werden, sind empfehlenswert. Vielfach werden die subtilen Gesetzmäßigkeiten, die den Wert der einzelnen Übungen ausmachen grob missachtet, oft gar nicht erkannt. Ein einfaches Set an Yoga-Übungen finden Sie in dem Titel „Ayurveda für jeden Tag". Dieses leicht zu erlernende Übungsprogramm nimmt nur zehn bis 15 Minuten täglich in Anspruch und ist vor allem unserer westlichen Lebensweise angepasst. Informationen zu intensiven Lehrgängen unter fachkundiger ayurvedischer Anleitung erhalten Sie bei den auf Seite 135 ff. angegebenen Adressen.

Rasayanas – Stärkungsmittel aus der Natur

Rasayanas sind pflanzliche oder mineralische Stärkungsmittel, die seit Jahrtausenden im Ayurveda zur Gesunderhaltung und zur Aufrechterhaltung jugendlicher Frische eingesetzt werden. Über dieses Gebiet existieren in dieser Heilkunde umfangreiche Erkenntnisse. Einige der Rasayanas stärken das Gedächtnis, die Verdauungskraft oder verbessern die allgemeine körperliche und geistige Leistungsfähigkeit.

„Die regelmäßige Behandlung mit Rasayanas schenkt viele Wohltaten: ein langes Leben, gutes Gedächtnis und Intelligenz, Gesundheit, Jugend und Ausstrahlungskraft, eine wohlklingende Stimme, Erfolg im Leben und Respekt."

Aus der Charaka-Samhita

Am bekanntesten ist inzwischen das so genannte Amrit Kalash, ein in den letzten Jahren intensiv wissenschaftlich untersuchtes Rasayana mit immunstärkender, seelisch ausgleichender, allergieheilender und allgemein vitalisierender Wirkung. Wir werden seine Effekte an verschiedenen Stellen des Buches genauer besprechen. Amrit Kalash ist als Fruchtmus (MA 4) oder in Tablettenform (MA 5) erhältlich. Beide Zubereitungsformen ergänzen und verstärken sich in der Wirkung. Es kann aber auch jedes Rasayana für sich alleine eingenommen werden. Auch wenn Sie nicht ernsthaft krank sind, wirkt das Rasayana in Phasen großer geistiger oder körperlicher Belastungen oft Wunder. Dazu nehmen Sie mehrmals täglich einen kleinen Teelöffel des Fruchtmuses oder zwei bis dreimal täglich eine Tablette von MA 5, wenn möglich zusammen mit einem Schluck Milch, ansonsten mit etwas warmer Flüssigkeit. Das schützt spürbar vor den Stressfolgen und gibt Ihnen neue Lebensenergie.

Pancha Karma – Verjüngung und Regeneration

Eine Verjüngungskur ohnegleichen und für eine Vielzahl von Krankheiten heilungsunterstützend und wirksam ist Pancha Karma, die wohl im Westen inzwischen bekannteste ayurvedische Heilanwendung. Die „fünffache Therapie", so die Übersetzung von Pancha Karma, umfasst verschiedene, individuell vom Arzt verordnete und sinnvoll aufeinander abgestimmte Kuranwendungen, die von geschultem Personal nach den klassischen Richtlinien des Ayurveda durchgeführt werden. Dazu gehören eine spezielle Ernährung, Ausleiteverfahren, verschiedene Massagetechniken und Anwendungen sowie Kräuterdampfbäder und andere Wärmeanwendungen. Alle Anwendungen sind äußerst wohltuend und wirken auf allen Ebenen: Sie reinigen und heilen den Körper, gleichen psychisch aus und führen uns wieder zu uns selbst zurück. Einzelne Behandlungen, obwohl sie scheinbar nur auf den Körper wirken, leiten tief greifende seelische Heilprozesse ein. Besonders wohltuend sind die ayurvedischen Ganzkörper-Ölmassagen, die von vielen Patienten regelrecht als „himmlisch" empfunden werden und meist in Verbindung mit Heilkräuterdampfbädern oder verschiedenen Ölgüssen kombiniert werden. Die Besonderheit ayurvedischer Massagen liegt unter anderem darin, dass sie von zwei Therapeuten simultan und synchron durchgeführt werden. Eine Kur, ambulant oder stationär, dauert zwischen ein und drei Wochen.

Eine hochwirksame ärztliche Therapie

Die tief greifenden Heilwirkungen des Pancha Karma entfalten sich allerdings nur dann, wenn sie fachmännisch vorbereitet und in sinnvoller Kombination angewendet werden. Leider versuchen sich mit zunehmender Popularität des Ayurveda zunehmend Therapeuten mit ungenügender oder fehlender Ausbildung oder medizinische Laien in der Anwendung einzelner oder kombinierter Anwendungen dieses Heilverfahrens, die jedoch seit alters her eine hochwirksame ärztliche Therapie darstellte. Weiter ist zu beklagen, dass in Indien und in Sri Lanka, wo es ebenfalls eine lange ayurvedische Tradition gibt, Pancha Karma nicht einheitlich angewendet und verstanden wird. Diätetische Vorbereitungen, Qualität, Umfang, Reihenfolge und Ablauf der Anwendungen unterscheiden sich zum Teil so erheblich, dass sich sogar grundlegende Diagnosekriterien wie die Bestimmung der Krankheitsursache aus dem Blickwinkel der Doshas widersprechen.

Führende Spezialisten haben daher mehr als fünf Jahre daran gearbeitet, Pancha Karma wieder zu einer hocheffektiven Therapie zu entwickeln, die dem ursprünglich hohen Anspruch des Ayurveda gerecht wird. Diese ausgereiften Verfahren werden in Maharishi-Ayur-Veda-Kliniken und -Gesundheitszentren angewendet und von indischen Ärzten, entsprechend der Erfahrungen an westlichen Patienten, auch ständig weiterentwickelt und verfeinert.

Nasya

Aus dem großen Spektrum der Pancha-Karma-Anwendungen erkläre ich hier nur das Nasya ausführlicher, da es eine der wichtigsten und erfolgreichsten Therapieformen bei Kopfschmerz und Migräne ist. Das Nasya ist eine sehr aufwendige spezielle Anwendung innerhalb des Pancha Karma, die insgesamt zwischen eineinhalb und zwei Stunden dauert. Es besteht aus einer komplexen Abfolge fein aufeinander abgestimmter Ölmassagen von Kopf, Nacken und Schultern. Auf diese Massagen folgen ein Kräuter-Kopfdampfbad, das Einbringen von speziellen Kräuterölen in den Nasen-Rachen-Raum, feucht-warme Kompressen und Rachenspülungen. Diese intensive Reinigungstherapie hat vielfältige Wirkungen. Sie bewährt sich vor allem bei Hals-, Nasen- und Ohrenerkrankungen, beispielsweise chronische Nasennebenhöhlen- und Mittelohrentzündung, aber auch bei Migräne, Kopfschmerzen und Verspannungen im Schulter-, Nacken- und Rückenbereich.

> **Nasya ist eine erfolgreiche Anwendung bei Kopfschmerz und Migräne, Zervikalsyndrom und chronischen Verspannungen im Schulter-, Nacken- und Rückenbereich.**

Pratimarsha Nasya

Bei dieser vereinfachten Variante des Nasya werden ein bis zwei Tropfen des ayurvedischen Nasenreflexöls (Seite 76) in die Nase eingebracht und durch leichtes Einatmen durch das jeweilige Nasenloch, während das andere mit dem Daumen verschlossen wird, hochgezogen. Es ist unter anderem besonders bei Nasennebenhöhlenerkrankungen, Nackenverspannungen und Kopfschmerzen angezeigt.

Heilung bei chronischen Krankheiten

Pancha Karma gibt es im deutschsprachigen Raum nun seit mehr als zehn Jahren und es wurden schätzungsweise über zwanzigtausend Patienten mit unterschiedlichsten Krankheiten behandelt. Nach bisheriger ärztlicher Erfahrung entfaltet sich die tief greifende Heilwirkung der Anwendungen besonders bei chronischen, nur schwer therapierbaren Krankheiten. Auffallende Erfolge ließen sich unter anderem auch bei chronischen Kopfschmerzen, Migräne und Verspannungszuständen der Schulter-Nacken-Muskulatur erzielen.

Eine besonders wirkungsvolle Variante der Pancha-Karma-Therapie wird derzeit an der Maharishi Vedic University angeboten. Diese in Europa einzigartige Therapie, als Veda-Intensiv-Programm bezeichnet, ist in besonderer Weise für Patienten mit hartnäckigen Leiden geeignet. Sie wird ausschließlich von ausgesuchten und speziell ausgebildeten, traditionellen Ayurveda-Ärzten, den Vaidyas, verordnet und überwacht. Die Therapieergebnisse zeigen einen besonders hohen Anteil an Heilungen bei Kopfschmerzpatienten.

▨ Transzendentale Meditation

Transzendentale Meditation (TM) ist der heutige Name für eine uralte vedische Technik, die bis in unsere Zeit überliefert und vor etwa vierzig Jahren erstmals von Maharishi Mahesh Yogi weltweit eingeführt wurde. Er hat sie in eine für den modernen Menschen bequem anwendbare Form gebracht und sich dabei streng an die Prinzipien seiner vedischen Tradition gehalten.

> **TRANSZENDENTALE MEDITATION**
>
> Die vedischen Weisen benutzten bestimmte meditative Techniken, um die grenzenlosen Möglichkeiten menschlichen Bewusstseins auszuloten. Die Methoden der Versenkung waren ein sorgsam gehütetes Geheimnis, das nur im engen und vertrauten Kreis von Meister zu Schüler weitergegeben wurde. Sie ermöglichten ihnen die Erfahrung reiner Bewusstheit und innerer Einheit, die Quelle ihrer umfassenden Erkenntnisse, aus der die verschiedenen vedischen Wissenszweige, auch der Ayurveda, hervorgingen.

Dadurch ist diese Meditation Millionen von Menschen in fast allen Ländern der Erde zugänglich geworden. Bis vor dieser Zeit war sie dagegen selbst in Indien nicht mehr bekannt.

TM kommt aus der gleichen vedischen Tradition, die den klassischen Ayurveda überlieferte. Sie ist inzwischen die weltweit am besten wissenschaftlich untersuchte Entspannungs- und Meditationstechnik. In vergleichenden Studien der Meditationsforschung erwies sie sich als die effektivste Methode. In Medizin und Psychologie hat sie als leicht erlernbare, wertneutrale Entspannungs- und Meditationstechnik weit reichende Anwendungsmöglichkeiten gefunden. Gut belegte Studien demonstrieren überzeugende Kurzzeit- und Langzeitwirkungen, vor allem bei psychischen und psychosomatischen Krankheiten wie Angstzuständen, Schlafstörungen, Nervosität, Migräne und Kopfschmerz, um nur einige Anwendungsmöglichkeiten zu nennen.

TM in der Behandlung von Kopfschmerz und Migräne

Unter den mehr als 500 Studien über die Auswirkungen der Transzendentalen Meditation gibt es auch einige Veröffentlichungen, die sehr positive
Auswirkungen von TM bei Kopfschmerzen bestätigen. Die-
se Erkenntnisse sollen durch zwei Fallbeispiele erläutert
werden.

*Transzendentale
Meditation ist leicht
erlernbar. Täglich
geübt führt sie zu
einer tiefen geistigen
Ruhe und Entspan-
nung.*

Fall 1 – Spannungskopfschmerz

Frau Rosemarie A., 35 Jahre, Friseuse und Mutter einer halb-
wüchsigen Tochter, wachte fast täglich mit Kopfschmerzen
in Nacken und Stirn auf. Einige Stunden konnte sie durchhalten, dann musste sie zur Tablette greifen – und das fast jeden Tag. Nahm sie keine Tabletten, steigerten sich die Schmerzen zur Un-
erträglichkeit, und sie konnte nicht mehr arbeiten. Vor vier Jahren erlernte
sie die Transzendentale Meditation – diese war nach vielen Therapie-
versuchen, auch mit alternativen Heilverfahren, ihre letzte Hoffnung.
Schon während des TM-Seminars, das an mehreren Tagen stattfand,
merkte sie, dass die morgendlichen Schmerzen weniger intensiv waren
und sich auch nicht mehr so extrem steigerten. Eine Woche nach Beginn
der TM brauchte sie nur mehr zwei Tabletten, einen Monat später nur
mehr eine. Heute, nach vier Jahren, meditiert sie noch immer, zweimal
täglich zwanzig Minuten. Sie kommt mit ganz wenigen Tabletten pro Jahr
aus, ohne dazwischen jemals über Kopfschmerzen zu klagen. Erwünsch-
te Nebenwirkungen: mehr Lebensfreude, mehr Energie und weniger Infekte.

Fall 2 – Migräne

Frau Annemarie H., 26 Jahre, Sekretärin, wurde seit ihrem 13. Lebens-
jahr fast jedes Wochenende durch Migräneanfälle ans Bett gefesselt. Halb-
seitige Kopfschmerzen und fast unstillbares Erbrechen machten arbeits-
freie Tage zur Tortur. Durch Zäpfchen und Tabletten konnte sie die Anfälle zwar abmildern, aber eine schulmedizinische Therapie, die das Auftreten der Migräne verhindern könnte, wirkte nicht. Erste Hilfe brachte
bei ihr erst der TM-Unterricht. Innerhalb der ersten drei Monate, in denen sie zweimal täglich meditierte, wurden ihre Anfälle immer seltener

und vor allem auch wesentlich leichter und kürzer. Sie brauchte keine starken Medikamente mehr, sondern konnte durch rechtzeitiges Niederlegen oder Meditieren Anfälle meist im Ansatz verhindern – und ihre Wochenenden endlich wieder unbeschwert genießen.

Wie funktioniert die Methode der Transzendentalen Meditation?

Wie ist es möglich spontan und mühelos tief in sich einzutauchen? Die TM bedient sich hier einer natürlichen Tendenz des Geistes nach mehr Wohlbefinden, Glück und Befriedigung zu streben. Verschiedene Meditations- und Entspannungstechniken versuchen den Geist zur Ruhe zu bringen durch Festhalten und Konzentration, durch suggestive Formeln oder durch beruhigende Vorstellungsinhalte. Es ist aber schwierig, diese Ebene konkreter Gedankeninhalte zu verlassen und zum Ursprung des Denkens – reiner Stille – zu gelangen. Bei der TM wird ein Klangwort verwendet, ein Mantra, das keine inhaltliche Bedeutung hat und dadurch den Geist nicht auf der bewussten Denkebene festhält. In der richtigen Anwendung kann der Meditierende mit Hilfe des Klanges feinere Stadien des Denkens bis zum Ursprung der Gedanken verfolgen. Diese Erfahrung von tiefer Ruhe im Geist geht einher mit tiefer körperlicher Ruhe und Regeneration.

> **Den Vorgang innerer Stille zu erfahren ist bei der Transzendentalen Meditation mühelos. Sie bedient sich der natürlichen Tendenz des Geistes nach mehr Wohlbefinden und Glück.**

Der TM-Unterricht ist weltweit einheitlich standardisiert und wird von TM-Lehrinstituten flächendeckend angeboten (Seite 136).

> Transzendentale Meditation ist im Alltag leicht anzuwenden, auch wenn er noch so hektisch abläuft: die zweimal zwanzig Minuten, die man bequem sitzend mit geschlossenen Augen genießt, sind von Anfang an so erholsam, dass man nicht mehr darauf verzichten möchte. Durch wachsende Klarheit und Organisationskraft kann man auch den Tagesablauf straffen, um so genügend Zeit für TM zu finden. Im Gegensatz zu vielen anderen Meditationsmethoden ist TM unabhängig von religiöser und weltanschaulicher Überzeugung für jedermann erlernbar.

Jyotish und Yagya – in Einheit verbunden

Ein wichtiger therapeutischer Ansatz ist die vedische Astrologie, die auf ganz grundlegenden Gesetzmäßigkeiten des Lebens beruht. Denn in der stillsten Ebene unseres Bewusstseins berühren wir die kosmische Seinsebene und reichen damit über die Grenzen unseres Körpers hinaus. Ob uns diese Verbundenheit mit Umwelt, Natur und Kosmos bewusst ist oder nicht – sie ist eine Realität des Lebens, mit der wir in jedem Augenblick unseres Seins und Handelns konfrontiert sind. Wenn man nicht an den Zufall glauben mag, dann sind alle Ereignisse und Begegnungen unseres täglichen Lebens nur die Spiegelungen von uns selbst. Hier setzt die Wissenschaft von Jyotish an, der vedischen Astrologie, die mit mathematischer Genauigkeit diese Gesetzmäßigkeiten erfasst und durch die wir kosmische Zusammenhänge berechnen und vorhersehen können. Sie ist eine Qualität in unserem eigenem Bewusstsein. Eine gute Jyotish-Beratung durch einen Experten gibt wertvolle Informationen in allen Lebensbereichen: für Gesundheit, Familie und Beruf. Der Jyotishi kann auch individuelle Empfehlungen zum Tragen von Edelsteinen geben oder ein geeignetes Yagya auswählen. Dies sind spezielle vedische Verfahren zum Schutz oder zur Unterstützung in schwierigen Lebenslagen. Im Gegensatz zur westlichen Astrologie gibt es hier also auch Möglichkeiten, durch geeignete Maßnahmen „vorzubeugen". Ein bekannter vedischer Vers dazu lautet: „Heyam dukam anagatam – vermeide die Gefahr, noch bevor sie kommt."

> Eine vedische Weisheit lautet: „Vermeide die Gefahr, noch bevor sie kommt!" Vedische Verfahren schützen und beugen vor, auch in schwierigen Lebenslagen.

Nutzung der biologischen Rhythmen
Geregelter Tag-Nacht-Rhythmus

Zu spätes Schlafengehen, anstrengende Tätigkeiten vor allem abends, unregelmäßige Essenszeiten und Über- oder Unterforderung, privat wie beruflich, sind die Ursachen für eine Vielzahl von Krankheiten, mit denen es vor allem der Arzt in der freien Praxis zu tun hat. Sie bilden die Mehrheit der Alltagskrankheiten. Nehmen Sie sich daher bewusst mehr Zeit für sich, regeln Sie Ihre privaten und beruflichen Verhältnisse und planen Sie während Ihres Arbeitstages, zu Hause oder am Arbeitsplatz feste Pausen und Ruhezeiten ein, die sie auch als solche sinnvoll nutzen! Schon kleine Schritte natürlicher Veränderungen bringen Sie auf die Straße der Gesundheit und schaffen eine neue Ausgangssituation für weitere Verbesserungen. Sprechen Sie darüber auch mit Ihrem Arzt, der Sie darin auf die richtige Weise bestärken und führen kann, mit Ihrem Lebenspartner oder mit einem guten Freund.

Gewöhnen Sie sich (wieder) an regelmäßige Mahlzeiten!

„Gutes Essen hält Leib und Seele zusammen." Ein weiser Spruch, den wir wieder mehr beherzigen sollten. Nichts stärkt so sehr die Nerven und schützt vor Stress wie ausreichend Schlaf und gutes, gesundes und in Ruhe eingenommenes Essen. Essen Sie Ihre Hauptmahlzeit daher wirklich in Ruhe und mit ausreichend Zeit und Genuss und vor allem zur Mittagszeit! Um diese Zeit erreicht unser Verdauungsfeuer die Hochphase seiner Leistungsfähigkeit. Essen Sie dagegen abends nur noch ein leichtes Mahl und vermeiden Sie abends tierisches Eiweiß, also Fleisch, Wurst, Käse, Quark, Joghurt, Fisch und Eier! Bevorzugen Sie abends leicht verdauliche und unter Umständen warme Mahlzeiten, also Suppen, Gemüse, Reis, Nudeln, Brei, leichtes Brot! Im Sommer auch etwas Salat und Milch, falls Sie diese mögen und vertragen. Milch ist zwar ebenfalls tierisches Eiweiß, belastet aber den späteren Schlaf nicht negativ – während die nicht empfohlenen Nahrungsmittel über Nacht relativ schwer verdaulich sind, die Regeneration der Verdauungsorgane behindern und unter Umständen zu Fäulnis- und Gärungsbildung führen und auf lange Sicht den Organismus sehr belasten. Ein häufiges Anzeichen solcher Fehlverdauung ist morgendlicher Appetitmangel, Trägheit, belegte Zunge, Schweregefühl im Körper und Verschleimung.

Trinken Sie heißes Wasser!

Heißes Wasser ist eines der wirksamsten Mittel gegen Vata-Störungen. Es beruhigt, nimmt den Heißhunger auf Süßigkeiten und Zwischenmahlzeiten und hilft mit, den Stuhlgang zu regulieren, der bei Vata-Störungen oft erschwert ist. Trinken Sie auch zu den Mahlzeiten und häufiger während des Tages heiße Getränke, heißes Wasser oder Kräutertees, zum Beispiel den nervenstärkenden und beruhigenden Vata-Tee oder statt Bohnenkaffee ayurvedischen Kaffee, der nicht nur sehr gut schmeckt und sogar von eingefleischten Kaffeetrinkern alternativ zum „Schwarzen" getrunken wird, sondern auch auf natürliche Weise belebt und Schwung verleiht, ohne aufzuregen.

Sorgen Sie für seelische Zufriedenheit!

Beginnen Sie in sich aufzuräumen! Gehen Sie auch hier wieder in kleinen Schritten vor! Kleine Veränderungen führen auf lange Sicht zum sicheren Erfolg. Klären Sie Missverständnisse in der Beziehung zu Ihrem Lebensgefährten oder zu Ihren Kindern, Freunden und Bekannten! Kommen Sie mit sich ins Reine! Manchmal scheint es so, als wären wir in einer unlösbaren Situation gefangen. Seien Sie sich dann besonders bewusst, dass jedes Problem auch seine Lösung beinhaltet und dass Aufmerksamkeit, die stille, unschuldige und unvoreingenommene Betrachtung einer Situation selbst schon die Situation verändert. Widmen Sie sich ruhevoll einer schwierigen Sache, holen Sie sich Rat, lassen Sie sich von der Weisheit Ihres innersten Gefühls leiten und haben Sie Geduld! Oder entscheiden Sie sich nach reiflicher Überlegung für den vielleicht schon längst anstehenden Schritt!

◼ Verschiedene Massageanwendungen für zu Hause

Abhyanga-Ölmassage

Die Ganzkörpermassage mit pflanzlichen Ölen ist eine wichtige Anwendung des Maharishi Ayur-Veda und wird als Bestandteil der morgendlichen Anwendungen sowie als universale Hilfe bei vielen Erkrankungen und Befindlichkeitsstörungen empfohlen. Regelmäßige Ölmassagen regen den

> Für ayurvedische Massagen benötigt man „gereiftes" Sesamöl. Dazu wird das Öl auf maximal 110° C erhitzt, wodurch es dünnflüssiger wird und später leichter in die Haut einzieht. Erwärmen Sie das Öl auf kleiner Flamme, und achten Sie darauf, dass es nicht zu heiß wird! Am besten verwenden Sie ein Küchenthermometer oder geben zu Anfang zwei bis drei Tropfen Wasser hinzu. Bei etwa hundert Grad brutzelt und zerplatzt die Wasserphase des Öls mit eindeutigen Knackgeräuschen: Das Öl ist „gereift". Medizinierte, mit Heilkräutern versetzte Öle sind meist ebenfalls auf Sesamölbasis, müssen aber vorher nicht mehr gereift werden.

Kreislauf an, beruhigen das Nervensystem und kräftigen die Muskulatur. Sie stärken die Verdauungskraft und schaffen so ein anhaltendes geistiges und körperliches Wohlbefinden. Zudem werden die inneren Organe über ihre Reflexzonen in der Haut ausgeglichen und angeregt. Unsere Haut produziert unter anderem Hormone, besonders Wachstums- und Geschlechtshormone. Durch die Ölmassage wird die Hormonproduktion der Haut nachweisbar angeregt.

So wird's gemacht

- Setzen Sie sich in einem angenehm warmen Zimmer auf einen Hocker oder bei Fußbodenheizung auf ein Handtuch am Boden. Verwenden Sie nur so viel Öl, dass der Kontakt mit der Haut geschmeidig bleibt. Massieren Sie mit streichenden und kreisenden Bewegungen. Der Druck Ihrer Hand sollte fest, aber angenehm sein. Körperpartien wie Ober- und Unterarme, Ober- und Unterschenkel sowie den Rücken behandeln Sie mit großen Längsstrichen. Die Gelenke massieren Sie dagegen mit kreisenden Bewegungen. Die langen Arm- und Beinknochen sollten mit jeweils gleich festem Druck auf und ab massiert werden; Brustbein und Bauch sanft, der Bauch im Uhrzeigersinn im Verlauf des Dickdarms. Frauen sollten während der ersten drei Tage der Menstruation keine Ölmassage durchführen.

> **Die Haut ist eine Aptheke: Durch ayurvedische Ölmassagen setzen wir eine Vielzahl an Heilsubstanzen und -wirkungen frei.**

- Massieren Sie fünf bis zehn Minuten je Behandlung. Das Öl zieht nach einigen Minuten in die Haut ein. Nach der Massage sollten Sie zehn Minuten warten und dann ein warmes Bad oder eine warme Dusche nehmen. Das Öl können Sie dabei mit einem Waschlappen oder mit Seife abwachsen. So bleibt den ganzen Tag ein feiner Schutzfilm auf Ihrer Haut. Sollten durch das Sesamöl Hautreizungen auftreten, verwenden Sie alternativ Oliven-, Kokos- oder süßes Mandelöl. Bei fetter Haut, Übergewicht und trägem Stoffwechsel sollten Sie sich seltener einölen und stattdessen Gharshan-Massagen durchführen.

Schulter-Nackenmassage

- Massieren Sie in streichenden Bewegungen – über dem Gelenk mehr kreisend, am Oberarm, im Nacken und seitlichen Hals in Auf- und Abbewegungen. Vermeiden Sie auf jeden Fall zu „kneten" und zu „walken". Die ayurvedische Massage heilt über Bewusstsein und Wohlbefinden. Glück ist Medizin und wohltuende, warme, beruhigende Ölmassagen helfen dem Körper zur Selbstheilung. Anschließend legen Sie mehrmals ein feucht-heißes Tuch auf und gönnen der strapazierten Schulter oder dem Nacken noch mindestens eine Viertelstunde Ruhe.

▨ Prana Yama – das ausgeglichene Atmen

Diese einfache Atemübung beruhigt den Körper und harmonisiert das Nervensystem. Außerdem hilft Prana Yama dabei innerlich zur Ruhe zu kommen.

So wird's gemacht

- Setzen Sie sich mit geradem Rücken bequem auf einen Stuhl. Lehnen Sie sich nicht an, denn das beeinträchtigt die Atmung. Schließen Sie die Augen, und entspannen Sie sich.
- Dann legen Sie den Daumen Ihrer rechten Hand an das rechte Nasenloch und Mittel- und Ringfinger an das linke. Damit Ihr Arm dabei nicht ermüdet, können Sie ihn an den Brustkorb anlehnen, jedoch nicht auf die Stuhllehne oder auf einen Tisch.
- Verschließen Sie zuerst die rechte Nasenöffnung und atmen durch die linke Nasenöffnung aus. Danach atmen Sie leicht durch die linke Nasenöffnung ein.
- Jetzt verschließen Sie die linke Nasenöffnung mit Mittel- und Ringfinger der rechten Hand und atmen rechts aus. Dann atmen Sie durch die rechte Nasenöffnung wieder ein.
- Atmen Sie auf diese Weise etwa fünf Minuten im Wechsel.
- Dann senken Sie den Arm und setzen sich mit geschlossenen Augen ein bis zwei Minuten lang bequem zurück.

Wichtig ist, dass Sie mit dem Ausatmen beginnen und dem Einatmen aufhören. Sollten Sie dabei das Bedürfnis haben, durch den Mund zu atmen, tun Sie dies, und fahren Sie mit der Übung fort, wenn Sie sich wieder wohl fühlen.

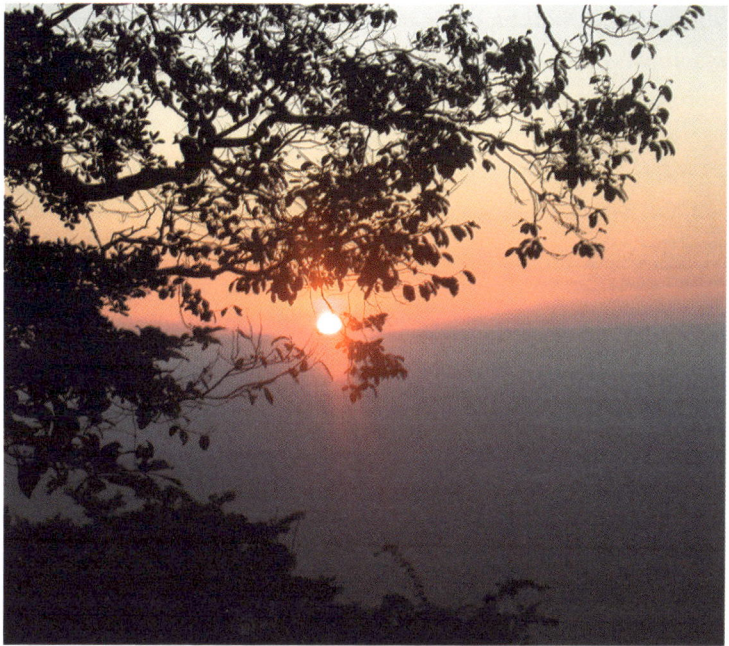

5: Sonnenuntergang bei Sringeri, Südindien, Kerala. Der Klang der Schöpfung,
    die ewige Musik der Natur, findet Ausdruck in den Ragas der Maharishi-
    Gandharva-Veda-Musik, der traditionellen vedischen Musiktherapie.

▥ Vedische Musiktherapie

Gandharva-Veda ist in der vedischen Lehre Musiktherapie, die uns in den
Rhythmus der Natur einschwingt. Denn Gandharva-Veda lehrt, dass alle
Ordnung und Harmonie des Universums auf der ewigen Musik der Natur beruhen. Diese kosmischen Schwingungen finden ihren hörbaren Ausdruck in den Melodien dieser Musik, die in Indien über Jahrtausende hinweg, zuletzt allerdings nur noch in wenigen Familientraditionen, in reiner
und ursprünglicher Form bewahrt wurde.

Eine Besonderheit dieser Musikgattung ist, dass die so genannten *Ragas*
jeweils für bestimmte Tageszeiten – *Praharas* –, die alle drei Stunden
wechseln, oder für die jeweiligen Jahreszeiten mit ihren klimatischen und
atmosphärischen Besonderheiten komponiert werden.

Gandharva-Veda-Musik ist ein sehr wirksames Heilmittel für Stress-syndrome wie Kopfschmerzen, Abgeschlagenheit, Nervosität oder Schlaf-störungen. Die sanften Melodien entspannen und schaffen eine friedvolle Atmosphäre im Raum.

Wenn Sie diese Heilmusik hören, sollten Sie dies übrigens bewusst und mit Aufmerksamkeit tun. Setzen Sie sich dazu entspannt in einen beque-men Sessel und lauschen Sie dem bezauberndem Fluss der Melodien! Schon zehn bis 15 Minuten, ein- bis zweimal am Tag, sind ausreichend und ein wirksames Mittel in den eigenen Rhythmus zurückzufinden und des-halb gut zum Abbau von Stress geeignet. Erste wissenschaftliche Unter-suchungen zeigen, dass sie auch gegen Angst auffallend gut helfen. Angst ist eine der Ursachen für Verspannung im Nacken („Die Angst, die im Nacken sitzt").

Gandharva-Veda-Musik, als Gesang oder auf den klassischen indischen Instrumenten gespielt, ist auf CD oder Kassette im Handel erhältlich und sollte, festgelegt für entsprechende Tageszeiten, gehört werden (Seite 137). Unserem Hörempfinden am vertrautesten ist die Bambusflöte oder auch die Santur, ein hackbrettartiges Instrument mit harfenähnlichem Klang. Klassisch sind die Sitar oder das Sitar-ähnliche Sarod.

Kapitel 3

Die freien Radikale

**Was im Bewusstsein ist,
das wird zu Körper.**

Stress und oxidativer Stress – die Welt der freien Radikale

Professor Hari Sharma, Direktor des Forschungsinstituts für Krebsprävention an der Ohio State Universität, USA, nennt freien Radikale die „molekularen Haie", die sich an den Zellwänden und anderen Zellbausteinen festsetzen und in ihrem unstillbaren Hunger Fett- und Eiweißmoleküle und damit die Zellen selbst zerstören. Prof. Sharma hat gut ein Jahrzehnt darauf verwendet, die Schutzwirkung ayurvedischer Pflanzenpräparate und anderer ayurvedischer Behandlungsstrategien gegen die Armee der freien Radikale zu erforschen. Seine Ergebnisse sind von großer Tragweite nicht nur für die Gesundheit des Einzelnen, sondern auch für unser gesamtes Gesundheitssystem. Denn Vorbeugestrategien gegen die freien Radikale spielen immer noch eine zu geringe und vernachlässigte Rolle.

> In diesem Buch beschäftigen wir uns an verschiedenen Stellen mit den so genannten freien Radikalen, die im Augenblick das „Weltbild" der modernen Medizin revolutionieren. Man nimmt an, dass über neunzig Prozent aller Krankheiten auf ihr Konto gehen. Freie Radikale sind die chemische Grundlage des Alterns, verursachen Krebs, lösen die Entzündungsvorgänge in den Gelenken des Rheumapatienten aus, sind an der Migräne beteiligt und attackieren unser Immunsystem. Freie Radikale gelten heute als die eine und gemeinsame Ursache für eine Vielzahl an Krankheitsprozessen in unserem Organismus.

Sauerstoff – Lebensgrundlage und Übeltäter

Der Übeltäter, zwar winzig klein, doch verantwortlich für fast alle Probleme und Krankheiten unseres Körpers, ist – man glaubt es kaum – kein anderer als der Sauerstoff. Wir atmen täglich Trillionen seiner Atome ein und transportieren sie in den roten Blutkörperchen zu den Zellen, die ihn für eine Vielzahl von biochemischen Stoffwechselprozessen verwerten.

Diese herausragenden Eigenschaften des Sauerstoffatoms gehen unter bestimmten Umständen jedoch leider mit unangenehmen Begleiterscheinungen einher. Sauerstoff ist nämlich ein relativ instabiler Geselle. Er versucht mit allem und jedem eine Verbindung einzugehen. Das hat ihm die Natur sozusagen in die Wiege gelegt. Denn seine besonderen Charakteristika sind für zahlreiche wichtige Stoffwechselprozesse gefragt und geschätzt. Sein aggressives Potential entfaltet er aber in dem Moment, wo er aus der Atomhülle ein Elektron verliert. Dazu neigt er im Vergleich zu anderen Atomen relativ leicht und schnell. In diesem Zustand hat das Sauerstoffatom einen unstillbaren und „elementaren" Hunger nach anderen Elektronen, die es sich aus seiner nächsten Umgebung, beispielsweise aus Fettmolekülen, holt, mit denen es eine Verbindung eingeht.

▨ Wenn Eisen rostet und Fette ranzig werden

Diesen Vorgang nennt man Oxidation, ein chemischer Prozess, der uns aus dem Alltag wohl bekannt ist. Wenn Eisen rostet oder Fett ranzig wird, sind Sauerstoffradikale die Auslöser dafür und haben chemische Umwandlungsprozesse in Gang gesetzt. Das gleiche passiert analog in unzähligen Stoffwechselprozessen in und außerhalb unserer Körperzellen. Dabei ist dieser oxidative Prozess, also die Anlagerung von freien Sauerstoffatomen an molekulare Bausteine unseres Organismus, ein notwendiger und natürlicher Vorgang.

Die Verteidigungsallianz unseres Körpers gegen freie Radikale besteht aus drei Bastionen: Enzymen, Vitaminen und Selbstreparaturmechanismen.

▨ Ein natürlicher Stoffwechselprozess und seine Gefahren

Oxidationsprozesse sind für unser Leben unverzichtbar und der Sauerstoff erfüllt hier eine wichtige Aufgabe. Er ist für die Energieproduktion in den Zellen unabdingbar erforderlich, und unser Immunsystem benutzt freie Radikale sogar als Waffen gegen Eindringlinge. Kritisch für einen lebenden Organismus wird es jedoch dort, wo die Bildung freier Radikale überhand nimmt und das innere Gleichgewicht von Auf- und Abbau gestört ist. Der Körper von Pflanzen, Tieren und Menschen hat hierfür eigene Kontroll- und Schutzmechanismen, um einer überschießenden Radikalbildung Einhalt zu bieten. Diese Verteidigungsallianz unseres Körpers besteht im Wesentlichen aus drei Bastionen. Enzymen, Vitaminen und anderen Nahrungsbausteinen und schließlich Selbstreparaturmechanismen. Dadurch entsteht ein natürliches Gleichgewicht zwischen nötigen Stoffwechselprozessen, an dem Sauerstoffradikale sinnvoll beteiligt sind, und eingebauten Schutzmechanismen, die diesen Vorgang unter Kontrolle halten. Dieses Gleichgewicht kann jedoch von zwei Seiten gestört werden: einerseits durch eine Störung oder Schwäche der körpereigenen Kontroll- und Schutzmechanismen, andererseits durch Einflüsse von außen, die ein Übermaß an freien Radikalen erzeugen. Die freien Radikale werden nun unkontrolliert zu einer Gefahr für die Zellen des Körpers.

■ Die Zelle als Angriffspunkt

Die Abbildung zeigt die wichtigsten Angriffspunkte der freien Radikale an der Zelle: die Zellwand, die Mitochondrien, das sind die Energieerzeuger in der Zelle, und schließlich die DNS, der genetische Code der Zelle. Rich-

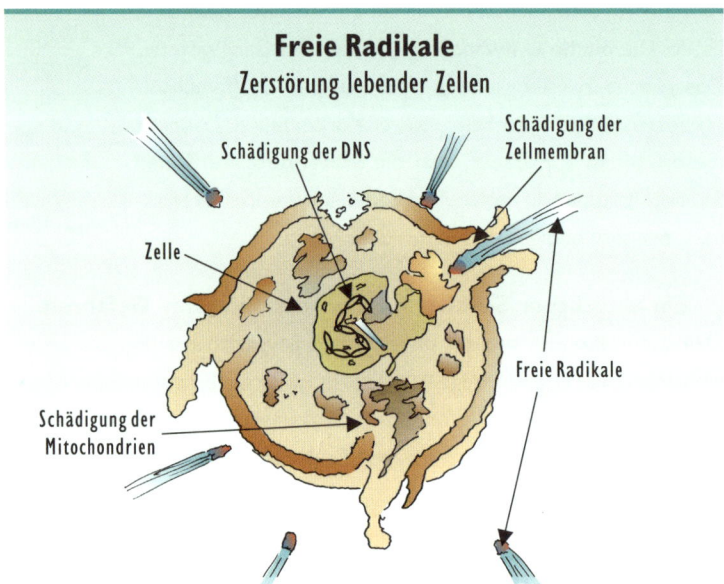

Freie Radikale
Zerstörung lebender Zellen

Schädigung der DNS

Schädigung der Zellmembran

Zelle

Freie Radikale

Schädigung der Mitochondrien

Freie Radikale sind molekulare „Haie", die Moleküle in den Zellmembranen, Mitochondrien (den Kraftwerken der Zelle) und der DNS (der Intelligenz der Zelle) zerstören.

ten die freien Radikale durch Zellwandbeschädigung und den Angriff auf die Kraftwerke der Zelle schon erhebliche Schaden an, so sind die Zerstörungen an der DNS schließlich fatal. Sie kommen einer unkontrollierten Genmanipulation gleich, mit allen denkbaren Folgen für den Stoffwechsel, das Teilungsverhalten und das Wachstum der Zelle. Hierin wird eine der entscheidenden Ursachen für die Entartung dieser kleinsten biologischen Einheiten zu sich maßlos weiterteilenden Krebszellen gesehen.

▪ Wie kann das System freier Radikale entgleisen?

Die moderne Forschung hat ganz verschiedene Gründe für die übermäßige Produktion freier Radikale aufgedeckt. Als Hauptverursacher von „oxidativem Stress" durch freie Radikale gelten:

- Körperlicher und psychischer Stress
- Bestimmte Nahrungsmittel wie Fleisch, Wurst, Käse, chemisch versetzte oder prozessierte Nahrung, Gepökeltes, Schimmelkäse, Verdorbenes
- Genussmittel: Alkohol, Zigarettenrauch
- Chemische Stoffe: zahlreiche Medikamente, chemische Industrieprodukte
- Umweltgifte: Herbizide, Pestizide, Abgas, Ozon
- Strahlung: UV-, Röntgen- oder radioaktive Strahlung

▪ Du wirst zu dem, was du wahrnimmst

Sorgen, Ängste, Glück und Freude materialisieren sich, so die moderne medizinische Wissenschaft, unmittelbar in unserem Körper. Unsere Emotionen und Gefühle teilen sich durch Botenstoffe unseres Bewusstseins jeder Körperzelle mit und beeinflussen ebenso unmittelbar ihre Funktionen. Die gigantische Zahl von 100 Billionen Körperzellen unterliegt ständig diesen fluktuierenden Bewusstseinsprozessen. Wir können wach sein und unseren täglichen Verpflichtungen nachgehen, träumen oder schlafen oder in der wachen Stille tiefer Meditation versunken sein. In tiefster Ruhe und Phasen höchster Aktivität teilen sich diese Erfahrungen und Bewusstseinsprozesse dem Kosmos von Zellen in unserem Körper mit. Wir metabolisieren gewissermaßen Erfahrungen.

▓ Stress und die Mechanismen der Radikalfreisetzung

Körperlicher und psychischer Stress erzeugt einen anhaltenden Fluss von freien Radikalen. Denn Stress führt zu einer Übererregung unseres Geist-Körper-Systems und aktiviert Alarmhormone, vor allem Adrenalin und Kortison, die den Zellen mitteilen: „Vorsicht, Gefahr!" Diese verhalten sich wie die alarmierten Bewohner einer Stadt, die von einem Feind angegriffen werden. Sie schließen sofort Türen und Fenster, schotten sich ab und horten Brenn- und Nährstoffe zum Überleben und Durchhalten oder als Vorbereitung für einen Abwehrkampf. In unserem Körper wird in diesem Alarmzustand sogar Muskelgewebe abgebaut und als Brennstoff verwendet. Das ist übrigens einer der Gründe, warum sich viele Leute unter dem Druck von Spannung und Stress abreagieren, indem sie sich Bewegung verschaffen, im Zimmer auf- und abgehen oder intensiven Sport betreiben.

Durch diese Überaktivität im ganzen Organismus und durch das Anheizen der Energieöfen in der Zelle, den Mitochondrien, entsteht eine explosive Zunahme freier Radikale.

▓ Bedingungen für Erholung, Regeneration und Wiederaufbau

Vandalierende Horden von freien Radikalen haben eine Baustelle hinterlassen, für die wir die nötigen Handwerker und Fachkräfte benötigen, um das Gebäude wieder nach dem ursprünglichen Plan aufzubauen. Dazu benötigen wir ausreichend Baumaterial. Das sind die Nährstoffe aus der Nahrung. Wir brauchen aber auch ein leistungsfähiges Energiesystem, sprich ein gesundes Verdauungs- und Assimilisationsfeuer, um die Nährstoffe optimal in den Körper aufnehmen zu können. Und schließlich ein gutes Kanalisations- und Transportsystem, um die Nährstoffe an die Baustellen in den Zellen, Geweben und Organen des Körpers zu bringen.

In der Sprache des Ayurveda sind das Agni (Seite 30f.), das biologische Feuer, das die Nahrung umwandelt und verwertet, und die Srotas (Seite 29), die den ganzen Körper als komplexes Kanalsystem durchziehen. In den Srotas werden die Nährstoffe aktiv an jede Stelle des Körpers transportiert. Schließlich benötigen wir Ojas (Seite 31), die subtile Botensubstanz des Glücks und der Gesundheit, die alles nährt und verbindet und so einen hohen Grad an Ordnung und Ausgewogenheit in unserem Körper aufrechterhält.

Ruhe – eine der wichtigsten Voraussetzungen

Eine der wichtigsten Voraussetzungen für Regeneration und Kontrolle des Systems der freien Radikalen ist Ruhe. Wir haben gesehen, wie unsere Zellen auf Alarm, Stress und Übererregung reagieren. Es sollte daher nicht verwundern, dass tiefe geistige und körperliche Ruhe eine der wichtigsten Grundlagen für Schutz und Regeneration ist.

Prof. Sharma hat sich daher auch mit der Frage beschäftigt, in wieweit tiefe Entspannung die freien Radikale beeinflusst. Er untersuchte Ausübende der Transzendentalen Meditation, die sich in über vierzig Jahren Forschung und in über fünfhundert wissenschaftlichen Studien als die wirksamste geistige Technik gegen Stress und ihre körperlichen und seelischen Folgen erwiesen hat. Versuchspersonen gleichen Alters, Geschlechts, vergleichbaren Berufes, Ernährung und Lebensstils wurden untereinander hinsichtlich ihres Blutspiegels an freien Radikalen verglichen. Als Maß für deren toxische Aktivität diente ein Enzym, das an ihrer Entstehung beteiligt ist, die Lipidperoxidase. Das bemerkenswerte Ergebnis war: Langzeitausübende der TM zeigten bedeutend weniger Aktivität freier Radikale als die übrigen Personen. Je älter die Versuchspersonen waren, um so deutlicher wurde der Unterschied, da freie Radikale im Alter als Ausdruck vermehrter Altersvorgänge zunehmen.

Dazu passt ein weiteres, ebenso bemerkenswertes Testergebnis: Bei TM-Ausübenden erreichte die Selbstreparaturaktivität der DNS, des genetischen Codes der Zelle, nahezu hundert Prozent. Ein außergewöhnliches Ergebnis, das in dieser Form sonst nicht beobachtet wird.

> ## AYURVEDISCHE UNTERSTÜTZUNGS-MASSNAHMEN
>
> Agni, Ojas und gut funktionierende Srotas stärken und erhalten wir optimal durch die umfassenden Maßnahmen, die wir in der Heilkunde des Maharishi Ayur-Veda anwenden. Die ayurvedischen Ernährungsregeln, pflanzliche Mittel zur Stärkung der Verdauungskraft, die Rasayanas, die verschiedenen Reinigungstherapien, vor allem Pancha Karma, das gesamte Spektrum der vedischen Disziplinen erhält und stärkt die natürlichen Regenerations- und Schutzeinrichtungen unseres Körpers.

Diese Ergebnisse mögen eine Erklärung dafür liefern, warum in Langzeitbeobachtungen TM-Ausübende durchschnittlich um die Hälfte weniger häufig von Krankheiten betroffen sind als andere Menschen. Beispielsweise auch von gut- und bösartigen Tumoren, (die ja unmittelbar aus Defekten der DNS resultieren) rheumatischen Beschwerden, Herz-Kreislauf-Krankheiten und anderen Gesundheitsproblemen, die zum Arzt oder ins Krankenhaus führen. Diese leicht erlernbare vedische Technik erweist sich somit als eine der wirkungsvollsten Methoden gegen (oxidativen) Stress.

■ Amrit Kalash

Rasayanas gelten traditionell als die Verjüngungs- und Reparaturmittel der Ayurveda-Medizin. Ein inzwischen wissenschaftlich intensiv erforschtes und weltweit verbreitetes Pflanzenpräparat dieser eigenen Therapierichtung des Maharishi Ayur-Veda ist das Amrit Kalash, eine ausgewogene Mischung aus Früchten, Heilkräutern und Mineralstoffen. Es steht in drei Zubereitungsarten zur Verfügung: als Fruchtmus, in Tablettenform und als zuckerfreie Tablette für Diabetiker.

Amrit Kalash ist ein Naturprodukt mit außergewöhnlicher Wirkung auf Körper und Geist.

Gefäß der Unsterblichkeit

Amrit Kalash heißt übersetzt „Gefäß der Unsterblichkeit". Seine Rezeptur geht zurück auf die Ursprünge des Ayurveda, wo es den Ruf eines außergewöhnlichen Heilmittels für Jugendlichkeit und Leistungsfähigkeit hatte. Ein Teil dieser Wirkung ging im Laufe der langen Zeit seiner Überlieferung verloren, als ein wesentlicher Bestandteil, eine besondere Heilpflanze in den tiefen Wäldern des Himalaja, nicht mehr verfügbar war.

250 ZUBEREITUNGSSCHRITTE

Um Amrit Kalash streng nach klassischen Kriterien herzustellen, sind mehr als 250 Zubereitungsschritte erforderlich. Für ein Kilogramm fertiges Fruchtmus werden dreißig Kilogramm an Rohstoffen benötigt. Amrit Kalash ist somit, wie Sie sich vorstellen können, eines der am aufwendigsten hergestellten Mittel der ayurvedischen Medizin und äußerst gehaltvoll.

Dr. Balraj Maharshi, einer der angesehendsten Ayurveda-Experten Indiens und großer Kenner der Heilpflanzenwelt seines Landes, hat vor einigen Jahren die Rezeptur glücklicherweise wieder vervollständigt, nachdem er die „verlorene" Heilpflanze wieder entdeckt hatte. Heute erweist sich das Amrit Kalash als eine Nahrungsmittelergänzung – so können Rasayanas bezeichnet werden – mit außergewöhnlicher Wirkung auf Körper und Geist.

Amrit Kalash und freie Radikale

Prof. Sharma hat sich zusammen mit Prof. Niva aus Tokio, einen der weltweit führenden Radikalforscher, mehr als ein Jahrzehnt mit dem Amrit Kalash und anderen Rasayanas und ayurvedischen Heilansätzen be-

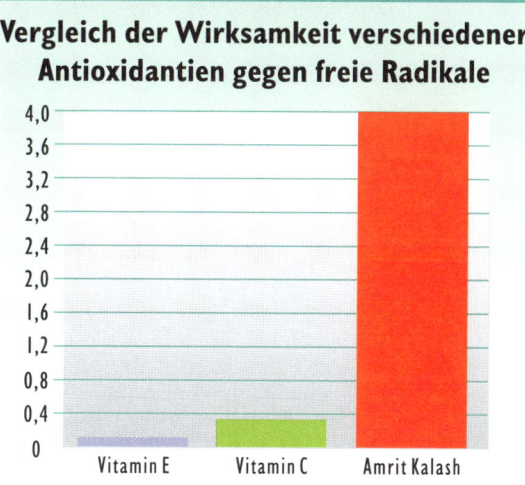

Vergleich der Wirksamkeit verschiedener Antioxidantien gegen freie Radikale

Aus Platzgründen wird eine logarithmische Skala verwendet.
4,0 heißt 10^4, also zehntausendmal so viel

fasst und dabei sehr ungewöhnliche Wirkungen festgestellt. Eine der bemerkenswertesten Eigenschaften des Amrit Kalash ist, in fast unglaublicher Weise freie Radikale zu neutralisieren und den Körper vor deren schädlichen Aktionen zu schützen. Es erwies sich weit wirksamer als alle bisher bekannten und in der Medizin eingesetzten Schutzstoffe.

Tausendfach wirksamer

Mehr als fünfhundert verschiedene Vitamine, Enzyme, chemische und natürliche Substanzen sind inzwischen in diesem Zusammenhang getestet worden! Gegenüber Vitamin C und E, die heute in der Praxis von Ärzten und in Kliniken als wirksame Radikalfänger gegen eine ganze Reihe von Krankheiten eingesetzt werden, ist Amrit Kalash um den Faktor Tausend stärker. Mit anderen Worten: Um den Heil- und Schutzeffekt von Amrit Kalash gegen freie Radikale in unserem Körper zu erzielen, müssten wir die tausendfache Menge der Vitamine E oder C einnehmen. Wobei zu beachten ist, dass diese Vitamine, um ausreichend wirksam zu sein, sowieso in einer weit höheren Dosis eingenommen werden müssen, als wir sie durch eine durchschnittliche Normalkost in unserer Nahrung aufnehmen.

Was sind die Wirksubstanzen im Amrit Kalash?

Um diese Frage zu beantworten, müssten wir die Weisheit der Natur zu Rate ziehen! Das Ganze ist bekanntlich mehr als die Summe seiner Teile. In der richtigen Auswahl und Kombination und in der ayurvedischen Herstellungsweise liegt sicher ein großes Geheimnis ayurvedischer Pflanzenmittel und des Amrit Kalash. Immerhin konnten einige der Wirksubstanzen entschlüsselt werden. Amrit Kalash enthält unter anderem die Vitamine C, E und Beta-Karotin (die Vitamin A-Vorstufe), und zwar in natürlicher Form. Das Fruchtmus ist auf der Basis von Ghee (Butterreinfett) hergestellt und enthält daher auch deren Wirkstoffe, etwa Ölsubstanzen und Fettsäuren, die als Transportstoffe für fettlösliche Vitamine und als natürliches Baumaterial für den Zellstoffwechsel dienen. Auch Mineral- und Spurenstoffe sind aufgrund der Zusammensetzung des Rasayanas in hohen Mengen zu erwarten.

Welche Wirkung hat Amrit Kalash?

Über fünfzig Forschergruppen haben sich in den letzten Jahren mit Amrit Kalash beschäftigt und über vierzig Studien dazu veröffentlicht. Einer der Haupteffekte dieses Rasayanas besteht darin, das Immunsystem effektiv zu stärken. Dies wurde sowohl in Tierversuchen als auch beim Menschen gezeigt. Infektionskrankheiten nehmen bei regelmäßiger Einnahme ab, die Neigung zu Allergien verschwindet und die allgemeine Leistungsfähigkeit und Widerstandskraft steigen an. Amrit Kalash verhindert interessanterweise auch die Verklumpung von Thrombozyten, jener Blutzellen, die das Blutgerinnsel bei einer Thrombose verursachen. In der Medizin verwenden wir zum Schutz für diesen Herzinfarktrisikofaktor in der Regel Aspirin, das aber Nebenwirkungen hat. Amrit Kalash schützt darüber hinaus auch gegen chemische Stoffe, indem es deren Effekt auf die Bildung freier Radikale neutralisiert. Auch eine verjüngende Wirkung beim Menschen wurde nachgewiesen: Versuchspersonen, die Amrit Kalash eingenommen

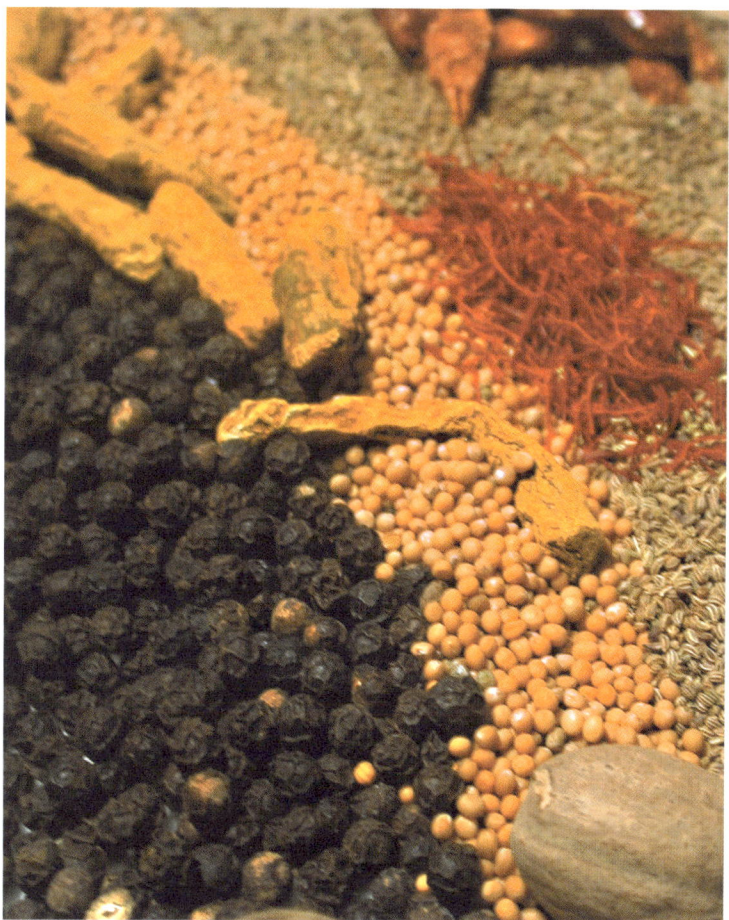

6: Der gekonnte Umgang mit Gewürzen und Kräutern ist eine der Besonderheiten
    der köstlichen Küche des Maharishi Ayur-Veda. Ihre Heilkraft findet
    Anwendung in vielen Kräuterpräparaten und ayurvedischen Hausmitteln.

hatten, verbesserten einige Messgrößen, die für das biologische Alter eines Menschen kennzeichnend sind.

Auch ein starker Reparatureffekt auf die DNS ist festgestellt worden.
Krebszellen verwandelten sich nämlich in einer Nährlösung, der Amrit
Kalash zugegeben wurde, in normale Zellen zurück. Das ist ein völlig unge-

wöhnlicher Effekt, der üblicherweise von entarteten Zellen nicht beobachtet wird. Amrit Kalash aktiviert also auch Selbstreparaturmechanismen, wahrscheinlich die bereits genannten Reparaturenzyme, in der Zelle. Bei all diesen außergewöhnlichen Wirkungen ist diese Heilpflanzenmischung,

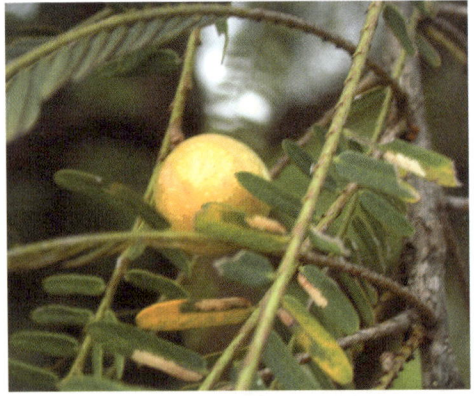 auch in hoher Dosis völlig nebenwirkungsfrei. Die besondere Bedeutung von Amrit Kalash bei der Bekämpfung von Migräne-Kopfschmerzen wird ausführlich auf Seite 84 ff. beschrieben.

7: Amalaki, die Amlafrucht ist eine der herausragenden Heilpflanzen des Ayurveda für Verjüngung, Stärkung und Nährung der Körpergewebe. Die leicht sauer (sankr. *amla*) schmeckenden Früchte sind häufige Bestandteile von Rasayanas, beispielsweise des Amrit Kalash.

Kapitel 4

Verschiedene Kopfschmerzen

Unzählig mag die Zahl der Krankheiten sein. Alle lassen sich aber auf ein Ungleichgewicht der Tri-Doshas zurückführen und durch die Wiederherstellung ihrer Balance behandeln.

Ayurvedische Behandlung verschiedener Kopfschmerzformen

Die nachfolgend empfohlenen Behandlungen können Sie jederzeit und mit wenig Aufwand bei sich selbst oder Ihrer Familie anwenden. Für die beschriebenen Kopfschmerzformen gibt es auch ayurvedische Pflanzenpräparate, die Ihnen ein Maharishi-Ayur-Veda-Arzt verordnen sollte. Sollten sich Ihre Kopfschmerzen mit den angegebenen Mitteln und Anwendungen nicht bessern, suchen Sie bitte Ihren Arzt auf, um mit ihm eine individuelle Therapie zu planen.

Alle genannten Heilmittel und Rasayanas erhalten Sie, wenn nicht anders angegeben, in Apotheken oder bei den auf Seite 133 genannten Adressen.

Spannungskopfschmerzen

Die Ursache für Spannungskopfschmerzen liegt, wie der Name schon sagt, in einer Anspannung. Diese Form von Kopfschmerz tritt bevorzugt nach Stress und geistigen Problemen auf, die einem „Kopfzerbrechen" bereiten. So sind besonders jene Menschen häufig von Spannungskopfschmerzen bestraft, die angestrengt arbeiten und keine Zeit mehr zum Abschalten finden. Ein wichtiges Glied in der Kette der Entstehung von Verspannung und Kopfschmerz sind Wirbelblockierungen an der Halswirbelsäule. Diese sind generell der häufigste Grund für Wirbelsäulenbeschwerden, ob an der Hals-, Brust- oder Lendenwirbelsäule.

Sind wir blockiert?

Auch beim Spannungskopfschmerz lässt sich fast immer eine solche Wirbelblockierung ertasten. Sie liegt meistens am ersten und zweiten

Halswirbel und macht sich durch eine große Druckempfindlichkeit über den seitlichen Fortsätzen dieser Wirbel bemerkbar. Die Schmerzen strahlen von hier nach oben über den Hinterkopf nach vorn in Richtung Stirn aus. Die gesamte Nackenmuskulatur ist dadurch massiv angespannt. Manche Patienten empfinden das, als ob sie eine Zange oder eine Faust im Nacken hätten.

Wenn die Seele durch den Körper spricht

Viel grundlegender und daher in der täglichen Praxis häufiger bedeutend sind jedoch die geistig-seelischen Ursachen für den „steifen Hals" und den „Hexenschuss". Eine vorsichtige chiropraktische Behandlung kann daher in der Regel gegen die akuten Beschwerden Abhilfe schaffen, verhindert jedoch nicht deren Rückkehr. Sie können dieser Vata-Störung aber hervorragend vorbeugen und ganz wesentlich zu ihrer Heilung beitragen, wenn Sie die folgenden Empfehlungen beherzigen. Sie sollten diese bereits bei den ersten Anzeichen Ihrer Kopfschmerzen anwenden. Dann sind sie am wirkungsvollsten, denn Sie können damit häufig Muskelverspannungen und Schmerz schon zu Beginn unterbrechen.

WIE ENTSTEHT EINE WIRBELBLOCKIERUNG?

Die einzelnen Wirbelkörper stehen gelenkig über seitlich herausragende kleine Wirbelgelenke in Verbindung. Diese können akut oder chronisch in ihrer Beweglichkeit gegeneinander „verklemmen". Vergleichbar einer Schublade, die klemmt und sich nicht mehr spannungsfrei hin- und herschieben lässt. In einem blockierten Gelenk entsteht nach einer Weile eine kleine Entzündung, die es anschwellen lässt und seine Umgebung schmerzhaft verspannt. Gründe für solche Wirbelblockierungen sind beispielsweise eine vernachlässigte Rückenmuskulatur oder anhaltende einseitige Körperhaltungen wie das Überstrecken der Halswirbelsäule durch eine Bauchlage im Schlaf, etwa wenn das Kopfkissen zu hoch ist. Andere Möglichkeiten sind Verletzungen, vor allem das Halswirbelschleudertrauma, Muskelverspannungen durch Schwitzen und Abkühlen sowie Zugluft. Auch nach grippalen Infekten können solche Blockierungen auftreten und Ursache für akute Schmerzen und Verspannungen der Muskulatur im Bereich der gesamten Wirbelsäule sein.

Sport lädt Spannung ab

Treiben Sie regelmäßig Sport, der auch Ihrem Typ angemessen ist! Sehr gut für die Rückenmuskulatur sind zum Beispiel Schwimmen, Rudern, leichtes Bodybuilding und leichte Gymnastik sowie Tai Chi. Dabei sollten Sie jedoch stets bedenken, dass ein dosiertes „Warming-up" mehr für Ihre Entspannung und Fitness bringt, als sich zu Verausgaben und in der körperlichen Erschöpfung kurzfristige Befriedigung zu finden. Denn aus ayurvedischer Sicht sollen Sport und Training Freude bereiten und sowohl während als auch nach der Ausübung das körperliche und seelische Wohlbefinden verstärken. Die Sportart und die Trainingszeiten werden darüber hinaus individuell, entsprechend dem jeweiligen Konstitutionstyp, gestaltet. Das heißt, Sie sollten zu jenen Tageszeiten trainieren, die Ihrem Dosha entgegenkommen: Für Vata-Typen ist dies die Kapha-Zeit von sechs bis zehn Uhr morgens; der Nachmittag von zwei bis sechs Uhr ist für Kapha-Typen optimal; Pitta-Menschen hingegen sollten nicht um die Mittagszeit, sondern besser in den Morgen- oder Abendstunden Sport treiben. Empfehlenswerte Sportarten für den Vata-Typen sind Yoga, Aerobic, Tanzen, kurze Wanderungen und leichte Bergwanderungen, Radfahren und Schwimmen. Pitta-Typen kommen Skilaufen, Walking, Bergsteigen, Surfen, Golf und Schwimmen sowie alle Ballspiele sehr entgegen. Joggen, Aerobic, Rudern, Tanzen, Tennis, Schwimmen und Gymnastik sind für die Kapha-Typen gut geeignete Sportarten.

> **Ein dosiertes „Warming-up" ist besser für Entspannung, Fitness und Gesundheit, als sich zu verausgaben und zu erschöpfen.**

Aus der Mitte leben

Beachten Sie die allgemeinen Empfehlungen zur Regulierung von Vata! Ab Seite 32 ff. werden sie ausführlich beschrieben, und es wird dabei auch auf die seelische Seite von Vata-Ungleichgewichten eingegangen. Versuchen Sie Ihr Leben also auch in die Mitte zu bringen und eine in sich gegründete, unabhängige Persönlichkeit zu sein! Nehmen Sie sich die Freiheit zu einem Leben im Einklang mit Ihrer Natur! Schaffen Sie sich dazu eine freundliche Atmosphäre in Ihrer Umgebung, bauen Sie Feindbilder ab, und öffnen Sie sich der Schönheit des Lebens! Viele Patienten mit Verspannungen im Rücken, Nackensteifheit, wiederholten Wirbelblockaden oder spannungsabhängigen Kreuzschmerzen haben eine vorwiegend verstandesbetonte Geisteshaltung und Lebensweise. Und Halsstarrigkeit ist nun mal nicht dazu angetan, sich den wunderbaren Möglichkeiten des Lebens zu öffnen. Bauen Sie daher Ängste ab, und lernen Sie zu vertrauen! Nutzen Sie einsame Spaziergänge in der Natur, um sich dieser anderen Welt wieder zu öffnen, die voller Wunder, Schönheit und Heilkraft ist! Erleben Sie die kraftvolle Stimmung eines heranbrechenden Tages, das Farbenspiel eines Sonnenaufgangs oder das beeindruckende Rot eines Sonnenuntergangs!

Transzendentale Meditation

Die wirkungsvollste Methode, Verspannungen aufzulösen und eine große Hilfe zur Selbstfindung und Regeneration ist die Transzendentale Meditation. Diese einfache vedische Technik erlaubt uns, in wenigen Minuten tiefe Entspannung und Ruhe zu erfahren, und führt zu einem intensiven Ausgleich der verschiedenen Bereiche unseres Gehirns und deren

HERZ UND VERSTAND IN BALANCE BRINGEN

Seelische und körperliche Verspannungen sind Ausdruck von Ungleichgewicht und Einseitigkeit im Fühlen und Denken, bei der eine Hirnhälfte über die andere dominiert. Fast immer hat dabei die linke über die rechte Hirnhemisphäre die Oberhand. Es dominiert der Verstand über das Gefühl. Wir sollten daher wieder lernen, zu vertrauen, loszulassen und uns zu öffnen, wahrzunehmen und zu empfangen, um mehr Ausgewogenheit zwischen den Empfindungen des Herzens und den logischen Argumenten des Verstandes zu leben. Dies gleicht die einseitige Dominanz der linken Hirnhälfte aus. Damit schaffen wir das nötige innere Gleichgewicht für ein gesundes, harmonisches und kreatives Leben mit seinen unbegrenzten Möglichkeiten, für die Kampf nicht notwendig ist. Im Gegenteil: Wenn wir kämpfen, uns verausgaben und anstrengen, werden wir einseitig und blockiert. Wir blockieren den Fluss von Energie und Intelligenz in unserem Geist-Körper-System. Diese Einseitigkeit engt ein, ist Ausdruck von Angst (Enge) oder verursacht Angst. Leben ist aber, so die vedischen Weisen, in seiner grundlegendsten Natur Unsterblichkeit, Geborgenheit, Weisheit, Frieden und Freiheit. Die zeitlosen vedischen Texte lehren uns, dass es unsere Sicht der Dinge ist, welche die Welt erschafft. Schaffen wir also, wo immer möglich, eine glückliche, gesunde, Glück bringende Gegenwart, aus der eine erfüllende Zukunft erwächst.

unterschiedlicher Funktionen und Aufgaben. Sie nimmt die Einseitigkeit aus unserem Leben, indem sie uns zur Einheit und Ganzheit tief in uns selbst zurückführt. Dies ist die Grundlage für ein ganzheitliches Verhalten, weil wir Verstand und Herz ausgewogen nutzen. Die Wirksamkeit der Transzendentalen Meditation bei Verspannungszuständen, Rückenleiden und Kopfschmerzen haben bereits viele wissenschaftliche Studien nachgewiesen.

Nasenreflexöl

Der Nasenvorhof ist nach ayurvedischer Auffassung ein ausgedehntes Reflexzonengebiet für verschiedene Organe des Körpers, vor allem aber für den Kopf- und Nackenbereich. Geben Sie mehrmals täglich je einen Tropfen des ayurvedischen Nasenöls in beide Nasenöffnungen! Dies hilft auch bei Verschleimungen oder chronischen Entzündungen der Nasennebenhöhlen, die Mitursache von Nackenbeschwerden sein können.

Vata-Duftöl

Ein einfaches und wirkungsvolles Mittel zur Beruhigung von Vata und zum Lösen von Verspannungen besonders im Nacken-Schulterbereich ist das Vata-Aromaöl, von dem Sie einige Tropfen auf ein Taschentuch träufeln und mehrmals täglich den Duft einatmen sollten.

Ayurvedisches Minzöl

Wenn Sie unterwegs sind und sonst nichts zur Hand haben, können Sie eine Linderung der Beschwerden erreichen, indem Sie einige Tropfen ayurvedischen Minzöls (MA 634, Seite 132) im Bereich der schmerzenden Stellen einreiben.

Ama beseitigen

Schließlich kommt auch die Ernährung wieder ins Spiel. Ama, das aus Fehlernährung, schwacher Verdauungskraft, Stress und anderen Faktoren resultiert, lagert sich häufig zuerst im Nacken ab. Wenn hierdurch die Srotas, die feinen Kanäle der Mikrozirkulation, blockiert sind, unterbleibt der freie Fluss von Energien, und es kommt zu einem Stau. Dann schlägt der Körper Alarm und erzwingt durch den Schmerz unsere Aufmerksamkeit. Nacken- und Kopfschmerzen, die durch Ama entstehen, fühlen sich eher dumpf und schwer an. Sie bessern sich in der Regel sehr rasch durch Fasten, eine Heißwasser-Trinkkur und andere Entschlackungsmaßnahmen.

Lassen Sie sich dazu von einem im Ayurveda ausgebildeten Arzt beraten, der die richtigen Maßnahmen für Sie bestimmt.

Abhyanga

Sanfte Einreibungen und Massagen mit gereiftem, erwärmtem Sesamöl (Seite 54 ff.) oder noch besser mit ayurvedischem Gelenköl (MA 628, Seite 132) bewirken eine schnelle und anhaltende Besserung der Beschwerden.

Sie können sich leicht selbst massieren, indem Sie etwas von dem Öl in die Handflächen einreiben und danach mit sanften streichelnden Auf- und Abwärtsbewegungen die Gegend des Nackens und der Schulter massieren. Wenn Sie sich massieren lassen, sollte der Masseur ebenfalls nur sanfte Streichungen auf- und abwärts vornehmen und möglichst nicht kneten, drücken oder lokale Schmerzpunkte massieren. Sie werden erfahren, dass diese sanfte Art der Behandlung Ihre akuten Beschwerden rasch lindert und bei wiederholter Anwendung zu einer spürbaren Entspannung der Nacken- und Schultermuskulatur führt. Diese hält auch tagsüber für einen längeren Zeitraum an. Am Ende der Massage lassen Sie das Öl für einige Minuten einwirken und legen dann, gegebenenfalls mehrmals hintereinander, eine feucht-warme Kompresse auf. Tauchen Sie dazu ein kleines Handtuch zur Hälfte in heißes Wasser, wringen es aus und legen es dann in der ganzen Fläche angenehm warm im Nackenbereich auf. Abschließend reiben Sie das Öl mit der feuchten Handtuchseite ab und trocknen mit der trockenen Seite nach. Bei starken Schmerzzuständen können Sie dem ayurvedischen Heilkräuteröl auch einige Tropfen des ayurvedischen Minzöls (MA 634, Seite 132) beifügen, das zusätzlich schmerzstillende Wirkung hat.

Yoga und Gymnastik

Besonders bei wiederkehrenden Nackenschmerzen lohnt es sich, regelmäßig Yoga-Übungen (Seite 45) durchzuführen. Seien Sie jedoch behutsam bei Stellungen, die eine intensive Beugung oder Streckung der Halswirbelsäule erfordern! Lassen Sie sich gegebenenfalls von einem im Ayurveda ausgebildeten Arzt beraten! Bei täglicher Übung harmonisiert Yoga alle Muskelgruppen und stärkt die Körperhaltung.

Auch leichte, bewusst durchgeführte Körperübungen, die Muskeln und Rücken entspannen, helfen leichte Nackenschmerzen, die durch geistige

Anspannung verursacht sind, oft sofort zu beseitigen. Nehmen Sie sich dazu täglich einige Minuten Zeit! Auch solcher Art genutzte Pausen während der Arbeit im Büro oder Betrieb schaffen Abhilfe, erfrischen und setzen neue Energien frei. Am besten ist es, vor einem offenen Fenster oder im Freien zu üben, wobei Sie gleichzeitig den hohen Entspannungs- und Erholungseffekt von Natur und Sauerstoff nutzen.

Vata regulieren

Trinken Sie in besonderen Belastungszeiten, wenn Sie spüren, dass sich Ihr Nacken wieder verspannt, und natürlich auch dann, wenn die Verspannungen und die Beschwerden bereits eingetreten sind, mehrmals täglich eine Tasse Vata-Tee! Gönnen Sie sich mehrere Ruhepausen während des Tages! Legen Sie sich eventuell, wenn dies beruflich möglich ist, dabei auch hin! Darüber hinaus sollten Sie die allgemeinen ayurvedischen Regeln für eine gesunde und natürliche Tagesroutine (Seite 52 f.) beachten.

Fußmassage

Über die Reflexzonen an den Füßen können wir auf alle Organe des Körpers einwirken. Die Füße haben eine besondere Bedeutung auch für die oberen Körperabschnitte. Wer ein warmes Fußbad nimmt, kann unter Umständen feststellen, dass Kopfschmerzen oder Verspannungen im Bereich des Nackens nachlassen. Eine ähnliche Wirkung hat eine sanfte ayurvedische Fußmassage. Verwenden Sie dazu gereiftes warmes Sesamöl (Seite 54) oder eines der ayurvedischen Heilpflanzenöle! Setzen Sie sich auf ein breites Tuch, und massieren Sie mit den flachen Händen einige Minuten bewusst und genussvoll! Sie sollten sich nach der Massage sehr wohl und entspannt fühlen, das Öl noch einige Minuten einwirken lassen, um es danach mit einem feucht-warmen Tuch abzureiben. Oder sie nehmen anschließend ein warmes Fußbad, was die entspannende Wirkung der Massage zusätzlich verstärkt. Durch diese sanfte Fußanwendung regulieren wir Apana-Vata, jenes Subdosha, das wir als eine der Schlüsselfunktionen für vielfältige Beschwerdekomplexe in unserem Körper bereits kennen gelernt haben (Seite 28). Nackenprobleme können über Apana-Vata reguliert werden.

Über die Reflexzonen an den Füßen können wir auf alle Organe des Körpers einwirken.

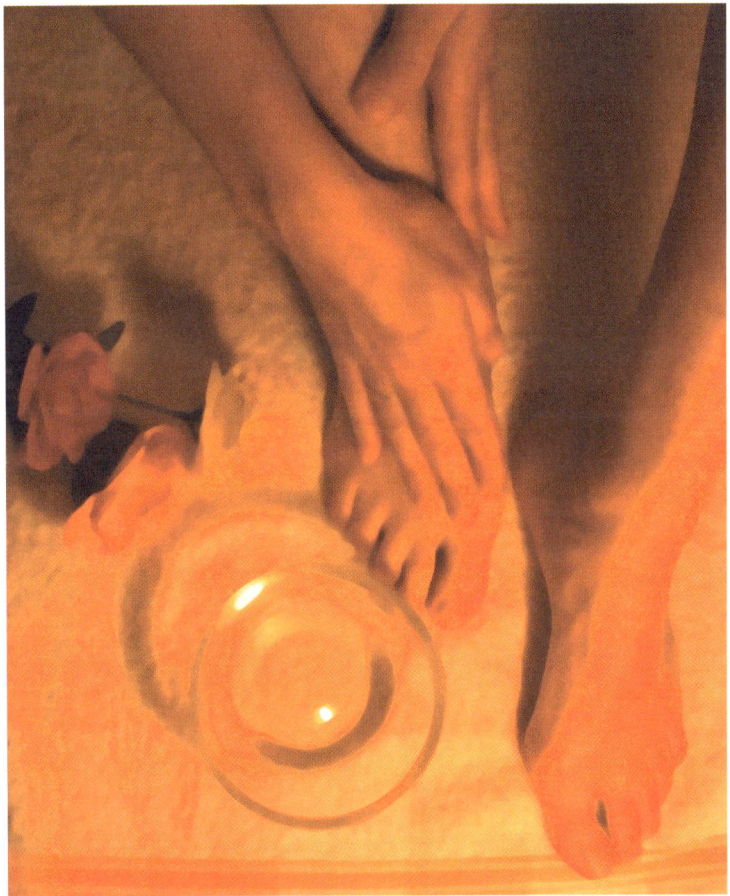

8: Ayurvedische Fußmassage, eine wohltuende Teilanwendung von Abhyanga,
der Ganzkörper-Ölmassage

Sehkraft überprüfen

Nackenverspannungen können ihre Ursache auch in nachlassender Sehfähigkeit haben, die bei dem unbewussten Versuch „genauer hinzusehen"
zu einer dauernden Anspannung der Muskulatur von Nacken und Schultern führt. Lassen Sie daher im Bedarfsfall Ihre Sehkraft vom Augenarzt
überprüfen! Wie Sie Ihre Sehfähigkeit wieder stärken können, erfahren
Sie auf Seite 102.

Gandharva-Veda-Musik

Bei Spannungskopfschmerzen wie auch bei Migräne ist die Maharishi-Gandharva-Veda-Musik ein wohltuendes Mittel. Die Melodien regen die blockierten Nervenenergien wieder zum entspannten Fließen an und besänftigen so den Schmerz. Besonders der Klang der Blockflöte hat es den Migräne- und Kopfschmerzpatienten angetan. Gehen Sie Ihr Kopfschmerz- oder Migräneproblem daher einmal von einer ganz neuen Seite an! CDs mit auf die verschiedenen Tageszeiten abgestimmter Musik sind im Handel erhältlich (Seite 137). Eine ausführliche Einführung in die vedische Musiktherapie mit Klangbeispielen gibt Ihnen auch mein Buch „Die heilenden Klänge des Ayurveda" (Seite 137). Hier finden Sie auch konkrete Hinweise, welcher *Raga*, das heißt, welches Musikstück am wirkungsvollsten bei einer bestimmten Gesundheitsstörung eingesetzt werden kann. Wissenschaftliche Untersuchungen haben gezeigt, dass die klassische Gandharva-Musik, die ihren Ursprung in der vedischen Hochkultur Indiens hat, eindrucksvolle Wirkungen auf das Wachstum von Pflanzen und die Gesundheit des Menschen hat, die selbst die guten Effekte klassischer westlicher Musik bei weitem übertrifft.

Der eigentliche Wert der Gandharva-Veda-Musik liegt vor allem in ihrer vorbeugenden und langfristig heilenden Wirkung: Kündigen sich bei Ihnen Kopfschmerz oder Migräne an und haben Sie die Möglichkeit, diese Musik anzuhören, können Sie damit sehr wahrscheinlich die Schmerzen abblocken und unter Umständen sogar einen Migräneanfall verhindern. Dabei gibt es Folgendes zu beherzigen: Versuchen Sie sich zunächst zu entspannen. Setzen Sie sich bequem hin, legen Sie ein feucht-heißes Tuch im Nacken auf und lauschen Sie still und aufmerksam bei geschlossenen Augen dem Fluss der Melodien. Sitzen Sie dabei möglichst entspannt und lockern Sie vorsichtig Schulter- und Nackenmuskulatur. Wenn Sie sich zum Musikhören lieber hinlegen, achten Sie darauf, den Oberkörper etwas erhöht zu lagern. So vermindern Sie die Blutfülle im Kopf, die oft bei Kopfschmerzen auftritt. Insgesamt fühlen Sie sich in dieser Körperlage wahrscheinlich entspannter, als wenn Sie flach auf dem Rücken liegen.

Fällt Ihnen nach einiger Zeit auf, dass der Luftstrom in einer Ihrer Nasenöffnungen gegenüber der anderen leicht oder stark vermindert ist, dann legen Sie sich auf die andere Körperseite. Ist beispielsweise die rechte Nasenöffnung leicht verstopft, dann drehen Sie sich nach links. Kurz darauf spüren Sie, wie sich die zuerst verstopfte Nasenseite mehr und mehr öffnet und damit Ihre Nerven beruhigt werden. Das hängt mit der Energie Prana zusammen, die die Nerven stärkt und beruhigt.

Sandelholzpaste

Verrühren Sie einen Esslöffel Sandelholzpulver mit etwas warmem Wasser zu einem Brei, und massieren Sie diesen sanft auf Ihren Schläfen ein. Lassen Sie die Sandelholzpaste so lange einwirken, wie es Ihnen angenehm ist, und waschen Sie sie dann mit warmem Wasser ab.

Mandelöl

Die Nase gilt im Ayurveda als die Pforte zum Nervensystem. Reiben Sie deshalb ein bis zwei Tropfen Mandelöl in jede Ihrer Nasenöffnungen ein: Sie werden sofort die beruhigende Wirkung spüren. Den besten Effekt erzielen Sie, wenn Sie das Mandelöl zuvor etwas erwärmen. Warmes Öl beruhigt besonders wohltuend Vata und lindert so die Ursache von Kopfschmerzen auf einer grundlegenden regulativen Ebene.

Ghee

Sollte sich Ihr Kopf heiß anfühlen, sind Ihre Kopfschmerzen von Pitta beeinflusst. Dann nehmen Sie statt des Mandelöls Ghee. Es wirkt beruhigend und kühlend zugleich.

Prana Yama

Eine weitere Möglichkeit, beruhigend auf das Nervensystem einzuwirken, ist diese einfache Atemübung (Seite 56). Sie bietet sich vor allem dann an, wenn Sie unterwegs sind oder keine anderen Mittel zur Hand haben. Sitzen Sie dabei bequem, atmen Sie natürlich und fühlen Sie den Luftstrom durch Ihre Nasenöffnungen ziehen.

Pancha Karma

Bei chronischen, schwer behandelbaren Kopfschmerzen muss oft eine umfassendere Behandlung erfolgen. Grundlegend umstimmend wirkt die Pancha-Karma-Therapie (Seite 46ff.). Die Erfahrung hat gezeigt, dass Patienten mit chronischen Kopfschmerzen durch Pancha Karma eine deutliche und anhaltende Besserung oder Heilung ihrer Beschwerden erfahren.

Migräne

Bei einem Migräneanfall spüren einige der Geplagten einen heftigen pulsierenden Schmerz im Bereich der Schläfenarterie, die auch sichtbar erweitert ist und oft geschlängelt hervortritt. Dieses Arterienklopfen ist ein typisches Symptom bei Migräne und hat die medizinische Forschung schon sehr früh zu der Vermutung veranlasst, dass Migräneschmerz gefäßbedingt ist. Bei der Mehrzahl der Migränekranken ist die am Kopf sichtbare Schläfenarterie jedoch erst einmal enggestellt und die Durchblutung durch einen Gefäßkrampf gedrosselt. Dies hat eine Mangeldurchblutung im Gehirn zufolge. Die Patienten sind entsprechend leichenblass. In der folgenden Kopfschmerzphase erweitern sich die Gehirnarterien, besonders jene, die die Großhirnrinde mit Blut und Sauerstoff versorgen. Durch Entzündungsreize und vermehrten Gefäßdehnungsdruck tritt Gewebewasser aus und verursacht ein schmerzhaftes Ödem ins angrenzende Gehirngewebe.

Botenstoffe als Anfallsvermittler bei Migräne

An dem komplexen Entstehungsprozess von Schmerz und Entzündung an den Blutgefäßen der Gehirnhaut, der letztlich zum Anfall führt, beteiligen sich auch Nervenbotenstoffe. Dazu gehören unter anderem Serotonin und Noradrenalin. Als Ursache nimmt man Stress, Überarbeitung, Erschöpfung und Schwankungen im Hormonspiegel an. Die Krankheit kann auch familiär veranlagt sein. Sensorische Reize wie Lichtblitze, Geräusche und Gerüche können ebenso einen Migräneanfall auslösen wie bestimmte Nahrungsmittel. Käse oder Rotwein enthalten beispielsweise Thyramin, eine Substanz, die Serotonin und Noradrenalin freisetzt. Auch die starke Ausschüttung von Histamin, einem Gewebshormon, das bei allergischen Reaktionen freigesetzt wird, trägt zur Entstehung von Migränekopfschmerz bei.

Freie Radikale und Eicosanoide

Die unmittelbaren örtlichen Verursacher der Gefäßentzündung beim Migräneschmerz sind jedoch freie Radikale und ihre Entzündungsmediatoren, die beim Gefäßkopfschmerz gebildet werden. Ein wesentlicher Schmerzverursacher ist hier der Schmerzmediator Substanz P, der häufig bei erweiterten Gefäßen in Erscheinung tritt.

Schmerzmediatoren setzen ganz allgemein Entzündungsprozesse in Gang und stehen deshalb im Brennpunkt der medizinischen Forschung. Das besondere Augenmerk der Wissenschaft liegt hier auf den so genannten Eicosanoiden. Diese entzündungsauslösende Substanzgruppe (Prostaglandine, Thromboxane, Leukotriene und Substanz P) ist maßgeblich an dem komplexen Geschehen der Gefäßentzündung bei der Migräne beteiligt. Eicosanoide entstehen aus der Arachidonsäure, die am Ort der Entzündung freigesetzt und durch Enzyme rasch zu den entzündungsauslösenden Stoffen umgewandelt wird. Das Besondere in Bezug auf die Ernährung ist nun: Arachidonsäure wird ausschließlich mit tierischen Nahrungsmitteln wie beispielsweise Fleisch, Eiern oder Fisch zugeführt. Dabei ist zu berücksichtigen, dass Migränepatienten häufig unter Störungen des Fettstoffwechsels leiden und hohe Mengen an Eicosanoiden bilden. Dies unterstreicht die Bedeutung einer bewussten Ernährung bei Migräne zusätzlich. Auf Seite 86 ff. finden Sie deshalb ausführliche Informationen und Empfehlungen zur richtigen Ernährungsweise bei Kopfschmerz und Migräne.

Die langfristige Lösung des Migräneproblems kann nicht darin liegen, ausgeklügelte Schmerzmittel einzunehmen, von denen die Pharmaindustrie immer neue Varianten entwickelt und auf den Markt bringt. Diese Präparate unterdrücken zwar die Bildung der Prostaglandine und anderer Schmerzmediatoren, beseitigen letztendlich aber nicht die Ursache für die Migräne. Bei langfristiger oder häufiger Einnahme führen sie unter Umständen sogar selbst wieder zu Kopfschmerz und lösen Entzündungsvorgänge aus.

Minimieren Sie „oxidativenStress" durch eine ausgewogene ayurvedische Ernährung und durch Rasayanas!

Amrit Kalash

Amrit Kalash besitzt eine ungleich höhere Wirksamkeit freie Radikale zu neutralisieren als die stärksten in der Medizin bisher bekannten Antioxidantien wie Vitamin E oder C. An welchen Stellen im biochemischen Stoffwechsel Amrit Kalash als Radikalfänger ansetzt, ist in allen Einzelheiten noch nicht erforscht. Es wurden jedoch mehrere Angriffspunkte gefunden. Sie betreffen in erster Linie den Arachidonsäure-Stoffwechsel, eine zentrale Zwischenstation in der Entwicklung von Entzündungen und der Freisetzung freier Radikale. In der Abbildung auf Sei-

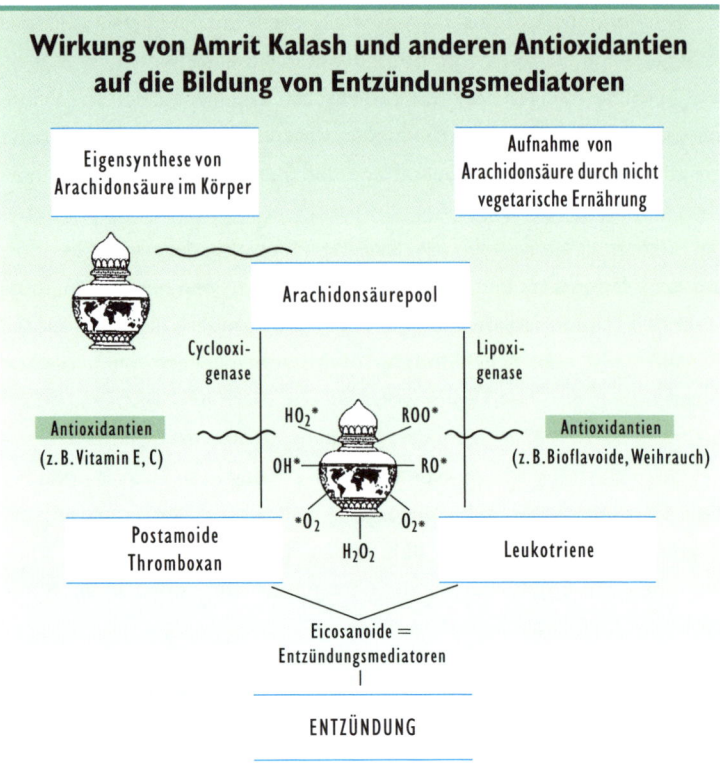

Wirkung von Amrit Kalash und anderen Antioxidantien auf die Bildung von Entzündungsmediatoren

Eine Entzündung entsteht durch enzymatische Umwandlung von Arachidonsäure in Eicosanoide. Amrit Kalash hemmt die Entzündung an zwei Stellen: Es vermindert die Bildung von Arachidonsäure und reduziert freie Radikale und Entzündungsmediatoren als hochwirksames Antioxidans, das unter anderem auch natürliches Vitamin E, C und Beta-Karotin enthält.

te 84 können Sie sehen, dass dieses Rasayana, dargestellt durch einen Amrit-Kalash-Krug, an zwei Schlüsselstellen ansetzt: Es reduziert einerseits die Bildung der Arachidonsäure und hemmt andererseits deren Umwandlung in die Eicosanoide, die verschiedenen Vermittlersubstanzen für Entzündung und Schmerz. Ein dritter und ganz wesentlicher Effekt von Amrit Kalash besteht darin, die Selbstreparaturvorgänge in der Zelle anzuregen, also die Reparaturenzyme im Zellinnern zu unterstützen.

Bei einer ausgewogenen ayurvedischen Kost und Lebensweise (Seite 40 ff.) können Sie mit täglich zwei bis drei Teelöffel des Fruchtmuses (MA 4) und täglich zwei bis drei Tabletten von MA 5, der festen Zubereitungsform von Amrit Kalash, den „oxidativen Stress" minimieren und so der Migräne vorbeugen.

Nacken- und Stirnmuskeln entspannen

„Schlüsselstellen" bei Migräne sind die Nacken- und Stirnmuskulatur, die oft sehr verspannt sind, sowie die Schläfenarterien, die in manchen Fällen sogar sichtbar hervortreten oder pochen. Über diese Reflexbereiche des Körpers können Sie unmittelbar auf die Schmerzen einwirken. Dazu nehmen Sie eine feucht-heiße Kompresse und geben auf diese einige Tropfen ayurvedischen Minzöls (MA 634, Seite 132). Sie können das Öl auch direkt an den Schläfen einreiben. Schmerzberuhigend wirken auch Sandelholzöl oder Ghee (Seite 81), im Bereich der Schläfen einmassiert.

Entspannende Klänge

Ebenso wie bei Spannungskopfschmerzen wirkt Gandharva-Veda-Musik (Seite 57 f.) auch bei Migräne lindernd und wohltuend. Die Klänge führen Sie auf Ihren inneren Rhythmus zurück, entspannen und helfen Ihrem Geist, vom Tagesgeschehen abzuschalten.

Natürlicher Lebensrhythmus

Lassen Sie sich von den Rhythmen der Natur inspirieren, und versuchen Sie, mit ihnen zu leben. Das geht sicherlich nicht von heute auf morgen – lassen Sie nach und nach die Empfehlungen auf Seite 52 f. in die Gestaltung Ihres Alltags einfließen. Planen Sie regelmäßige Ruhe- und Arbeitsphasen in Ihren Tagesablauf ein! Wirksame Methoden zur Entspannung sind Transzendentale Meditation (Seit 49 ff.), Yoga und Prana Yama (Seite 56).

Weniger Genussmittel

Versuchen Sie, den Genuss von Nikotin, Alkohol, Kaffee und schwarzem Tee auf ein Minimum zu reduzieren! Das ist ebenso keine Angelegenheit von ein paar Tagen, doch wenn Sie die positiven Auswirkungen auf Ihren Körper und vor allem auf Ihre Migräne aufmerksam beobachten, werden Sie von selbst zurückhaltender mit diesen Genussmitteln sein.

Ayurvedische Migränemittel

Auch Präparate, die Sie sich individuell verordnen lassen sollten, können Häufigkeit und Stärke der Migräneanfälle deutlich verringern und die Migräne in vielen Fällen sogar kurieren. Diese bewährten Pflanzenpräparate müssen aber von einem im Ayurveda geschulten Arzt verordnet werden (Adressen Seite 135 f.).

◼ Ernährung bei Kopfschmerz und Migräne

Eine lacto-vegetabile Kost, also eine Ernährungsform, bei der man ausschließlich pflanzliche Nahrungsmittel, Milch und Milchprodukte zu sich nimmt, enthält praktisch keine Arachidonsäure. Eine Ausnahme bildet Käse (Tabelle Seite 87), der übrigens im Maharishi Ayur-Veda ganz allgemein als Nahrungsmittel nur bedingt geschätzt wird, da er Ama erzeugt.

Mit einer üblichen Kost, wie sie in den westlichen Industrienationen gepflegt wird, führen wir uns pro Tag etwa 300 Milligramm Arachidonsäure zu, die, ohne im Stoffwechsel verarbeitet zu werden, zu etwa neunzig Prozent in die Körperzellen gelangt. Der tägliche Verbrauch liegt aber nur bei etwa einem Milligramm. Die überschüssige Säure stellt so eine erhebliche Belastung für den Organismus dar. Besonders dann, wenn durch vielfältige andere Einflüsse wie Stress, Umweltbelastungen, emotionale Spannungen oder Krankheiten die Regulationskapazität unseres Organismus überschritten wird.

Dies erklärt übrigens auch, warum viele Kopfschmerz- und Migränepatienten ihr Leiden verlieren oder erheblich lindern können, wenn sie Stress durch TM (Seite 49 ff.) abbauen, einen gesunden Tages- und Nachtrhythmus pflegen und die ayurvedischen Ernährungsregeln einhalten.

Vitamine, Mineralstoffe, Spurenelemente

Auch die Eicosanoid-Bildung ist ein oxidativer Stoffwechselprozess, der durch Enzyme und Antioxidantien, also Stoffe, die die Bildung freier Radikale abfangen, gehemmt werden kann. Vitamin C und E sowie Spuren-

Migräne kündigt sich meist durch aufsteigende Hitze in den Kopf und kalte Füße an. Eine Wärmflasche an den Füßen oder ein warmes Fußbad bringt sofort Linderung. Oftmals kann man damit auch den Anfall unterbrechen.

elemente, vor allem Selen, Kupfer, Zink und Eisen, sind wirksame körper-
eigene Hemmstoffe gegen Entzündung, Schwellung und Schmerz. Da sie
ebenso wie andere natürliche Antioxidantien in der Nahrung vorkommen,
ist es möglich, sie in einem ausgewogenen Verhältnis durch eine natürliche Ernährungsweise zuzuführen.

Arachidonsäuregehalt in ausgewählten Lebensmitteln

Lebensmittel	Arachidonsäure (mg/100g)
Milch und Milchprodukte	
Kuhmilch (3,5 % Fett)	4
Kuhmilch (1,5 % Fett)	2
Molke, süß	0
Speisequark (20 % Fett i. Tr.)	5
Speisequark, mager	0
Camembert	34
Eier	
Hühnerei (Gesamt-Ei)	70
Eigelb	297
Fette und Öle	
Schweineschmalz	1700
Diätmargarine	0
Weizenkeimöl	0
Fleisch und Fleischprodukte	
Schweineleber	870
Leberwurst	230
Schweinefleisch (Muskel)	120
Rindfleisch (Muskel)	70
Huhn	120
Kalbfleisch	53
Gemüse, Kartoffeln, Nüsse	0
Sojaprodukte	0
Obst	0

(nach: Adam 1994)

Entzündungshemmer Vitamin E und C

Vitamin E ist ein fettlösliches Vitamin, das sich unter anderem in die Zellmembran einlagert und dort die mehrfach ungesättigten Fettsäuren vor dem Angriff der freien Radikale schützt. Vitamin E vermindert die Umwandlung von Arachidonsäure in Thromboxan, einem der Eicosanoid-Entzündungsmediatoren (Abb. Seite 84), indem es das dazu erforderliche Enzym hemmt. Untersuchungen haben ergeben, dass 400 Milligramm Vitamin E pro Tag beim Gesunden die Eicosanoid-Bildung um ein Drittel absenkt. Vitamin C wird zur Wiederherstellung von Vitamin E benötigt, unterstützt also seine entzündungshemmende Wirkung auf diese Weise indirekt. Vitamin C ist aber darüber hinaus selbst ein wirksamer Radikalfänger, der den Entzündungsprozess hemmt und den wir uns durch eine ausgewogene Ernährung normalerweise ausreichend zuführen können. In einer ausgewogenen Ernährung erhalten wir vor allem durch Obst und Gemüse, die nach den ayurvedischen Regeln vitaminerhaltend zubereitet werden, ausreichende Mengen an Vitamin C. Eine gute Vitamin-C-Quelle ist übrigens auch der ayurvedische Morgentrunk aus frischer Zitrone und Honig (Seite 44). Gegebenenfalls sollten Sie aber dieses Vitamin in höherer Dosis zusätzlich einnehmen, entsprechend der Verordnung Ihres Arztes.

Vitamine in der ayurvedischen Küche

Auch Vitamin E ist normalerweise reichlich in einer ausgewogenen ayurvedischen Ernährung enthalten, da es besonders in pflanzlichen Ölen, Getreidesamen, Blattgemüse und in Butter vorkommt. In der ayurvedischen Küche verwenden wir bevorzugt Butterreinfett und Weizenkeimöl, Sonnenblumen- sowie Olivenöl, alles besonders gute Vitamin-E-Lieferanten. Das empfohlene Dünsten von Gemüse in Ghee oder Pflanzenöl bewirkt zusätzlich, dass fettlösliche Vitamine wie Vitamin E, A und K bewahrt werden. Die für das Dünsten verwendeten Fette dienen darüber hinaus als wichtiges Transportmittel zur Aufnahme der fettlöslichen Vitamine in den Körper.

Spurenelemente – schützende Helfer

Kupfer, Zink, Eisen, Selen und andere Spurenelemente unterstützen Enzyme und Vitamine in ihrer Schutzfunktion gegen die zerstörerischen freien Radikale. Auch diese Substanzen sind in der ayurvedischen Kost genügend vorhanden. Für Selen besteht allerdings in Deutschland im Vergleich zu anderen Industrienationen eine Unterversorgung. Wegen der schlechten Löslichkeit von Selen in den meisten Böden haben viele Futter- und Nahrungspflanzen nur einen niedrigen Selengehalt. Entsprechend sind die Selen-Plasmaspiegel der deutschen Bevölkerung durchschnittlich geringer als die anderer Länder. In pflanzlichen Nahrungsmitteln kommt Selen vor allem in Getreide, Weizenkeimen, Vollkornprodukten und Sojabohnen vor.

Schutzstoffe der Pflanzen: Bioflavonoide

Die meisten Pflanzen sind reich an Antioxidantien. Besonders die Farbstoffe der Pflanzen, die Bioflavonoide, sind wirksame Radikalfänger. Sie dienen der Pflanze selbst als Schutz gegen die Entstehung freier Radikale. Denn bei der Photosynthese entstehen unter dem Einfluss der Sonnenenergie Sauerstoffatome als Nebenprodukt. Die Kombination von Sonnenstrahlung und freien Sauerstoffmolekülen birgt in sich eine hohe Potenz zur Bildung von freien Radikalen, die sich fatal auf die Pflanzenzelle auswirken würden. Bioflavonoide halten diesen Vorgang für die Pflanze in Schach. Einige Bioflavonoide greifen wiederum in unser bekanntes Eicosanoidsystem ein, indem sie das Enzym Lipoxigenase (Abb. Seite 84) und damit die Umwandlung der Arachidonsäure in Leukotriene hemmen. Eine vegetarische Kostform, durch die wir die Farbstoffe der Natur auf natürliche Weise zu uns nehmen, schützt also ebenfalls vor freien Radikalen.

Kochen oder roh belassen?

Die Art der Nahrungszubereitung kann entscheidenden Einfluss darauf haben, wie viele Vitamine, Mineralstoffe und Spurenelemente wir unserem Körper zur Verwertung zuführen. Am Beispiel der Karotene lässt sich das eindrucksvoll beschreiben. Karotene sind fetthaltige Pflanzenfarbstoffe. Über die Hälfte davon, wie etwa das Beta-Karotin, sind Vorstufen von Vitamin A. Vitamin A schützt bekanntlich vor dem Altern, hält das Immunsystem fit, fördert die Fruchtbarkeit und erhöht die Sehkraft. Vitamin A selbst ist ein schwacher Radikalfänger, nicht dagegen das Beta-Karotin, das in der Pflanzenwelt und in unserem Körper ein äußerst effektiver Radikalfänger ist. Diesen hochwertigen Biostoff aus der Pflanzenkost aufzuneh-

Ernähren Sie sich gesund aus der köstlichen Küche des Ayurveda. Sie enthält alle Bausteine des Lebens in ausgewogener Form: Eiweiß, Fett und Kohlenhydrate, Vitamine, Mineralstoffe und Spurenelemente.

men ist jedoch leider gar nicht so einfach. Die Karoten-Moleküle sind nämlich so fest in das Fasergerüst der Pflanzen eingebunden, dass unsere Verdauungssäfte sie erst nach langer Einwirkzeit und dann auch nur unvollständig freilegen können. Rund vierzig Prozent werden überhaupt nicht in Vitamin A umgewandelt, sondern mit dem Stuhl wieder ausgeschieden.

Zwei deutsche Wissenschaftler haben ein interessantes Experiment durchgeführt: Sie mischten Tomatensaft mit einem Prozent Maisöl (Öle sind notwendig, um fettlösliche Vitamine aufnehmen zu können) und verrührten davon die eine Hälfte eine Stunde bei Zimmertemperatur. Die andere Hälfte kochten sie bei 100 °C, ebenfalls unter ständigem Umrühren, eine Stunde lang. Danach gaben Sie die beiden Saftzubereitungen Versuchspersonen zu trinken. Das Resultat war überraschend: Nur der vorher erhitzte Saft erhöhte im Blut der Versuchspersonen den Karoten-Stoff Lypocin, und zwar am stärksten zwischen dem ersten und zweiten Tag. Lypocin ist neben Beta-Karotin eine der wichtigsten Vitamin-A-Vorstufen und unter anderem in Tierleber, vor allem aber in Butter und Ghee (Seite 81) sowie in roten Beerenfrüchten und Tomaten enthalten. Dieses Untersuchungsergebnis ist vor allem deshalb so bedeutungsvoll, weil in der ayurvedischen Küche dem Zubereitungsprozess von Speisen größte Aufmerksamkeit geschenkt wird. Das

AYURVEDA UND DIE KUNST DES KOCHENS

In der Kunst der Speisenzubereitung liegt noch ein großes Geheimnis der Heilwirkung von Nahrung, die nicht, wie bisher angenommen, lediglich auf die Einzelbestandteile an Nährstoffen, Vitaminen, Mineralstoffen und Spurenelementen reduziert werden darf. Wie wir kochen, welche Nahrungsmittel wir kombinieren, welche Zutaten wir verwenden, hat einen weit größeren Einfluss auf die medizinische Wirkung von Nahrung, als wir – vor allem in der westlichen Welt – bisher geglaubt haben.

Zerkleinern und Zermusen von Nahrungsmitteln, ihre köstliche Aufbereitung, die gekonnte Verwendung von Gewürzen und das Dünsten in Ghee oder Pflanzenölen verfeinern und veredeln die Speisen und machen sie in höchstem Maße bekömmlich. Gleichzeitig werden dadurch die Vitamine bewahrt, ihre Aufnahme verbessert und die Heilwirkung auf Körper und Geist optimiert. Vor allem die vielfältige Verwendung von Ghee beim Zubereiten von Speisen scheint ein raffinierter und besonders gesundheitsfördernder Kniff in der ayurvedischen Essenszubereitung zu sein. Prof. Hari Sharma zeigte, dass in Ghee erhitzte Gewürze eine starke, freie Radikale bindende Wirkung haben, und zwar deutlich stärker als das Ghee oder die Gewürze allein.

Künstliche Vitamine oder natürliche Ernährung?

Die Frage, ob wir uns verschiedene Vitamine in hohen Dosen aus der Apotheke zuführen sollten, um uns wirksam gegen freie Radikale zu schützen, wird in der medizinischen Fachwelt kontrovers diskutiert. Der Standpunkt des Ayurveda ist demgegenüber eindeutig: Vitamine sollten, wo immer möglich, nur in ihrem natürlichen Verbund aus der Vorratskammer von Mutter Natur genossen werden. Denn auch hier gilt: Wenn wir Einzelstoffe aus der Natur isolieren oder gar durch moderne Technologien synthetisch herstellen – etwa durch Gentechnik – und konzentriert zu uns nehmen, gehen wir das Risiko eines Ungleichgewichts und von Nebenwirkungen ein. Ein kürzlich veröffentlichter wissenschaftlicher Versuch an 1800 Rauchern, die Beta-Karotin, die Vorstufe von Vitamin A, einnahmen, um sich vor Krebs durch freie Radikale zu schützen, wurde vorzeitig abgebrochen. Der Grund: Die Lungenkrebsrate lag bei den Personen, die die Beta-Karotin-Tabletten einnahmen, um 28 Prozent höher als bei den Kontrollpersonen ohne Tabletten. Dieses Beispiel zeigt, dass wir nicht in jedem Fall und vorschnell aktuellen wissenschaftlichen Vorstellungen folgen sollten. Viel besser ist es, eine einfache und natürliche Lebens- und Ernährungsweise zu pflegen, wie sie auch der ayurvedischen Lehre zugrunde liegt.

> **Wenn wir Einzelstoffe aus der Natur isolieren oder gar durch moderne Technologien synthetisch herstellen – etwa durch Gentechnik – und konzentriert zu uns nehmen, gehen wir das Risiko von Nebenwirkungen ein.**

Neuralgie

Als Neuralgie bezeichnet man periodisch auftretende Schmerzen im Ausbreitungsgebiet eines Nervs. Typisch für Neuralgien ist ihr anfallartiger Charakter und dass sich der Schmerz ausschließlich im Bereich des betroffenen Nervs ausbreitet. Den Schmerzen liegt eine Funktionsstörung des jeweiligen Nervs zugrunde, die durch eine Nervenschädigung hervorgerufen wird. Wie es dazu kommen kann, ist noch nicht geklärt. Die ei-

gentlichen Ursachen von Neuralgien lassen sich generell nur selten feststellen.

Die häufigste Neuralgie ist die Trigeminusneuralgie. Der Trigeminus-
nerv ist der fünfte Hirnnerv und versorgt Gesichtshaut, die Schleimhäute
von Mund und Nasennebenhöhlen, das Innere des Ohrs und die Hirnhäute.
Mitursache der Trigeminusneuralgie sind oft arteriosklerotisch veränder-
te Blutgefäße, die den Nerv an seiner Eintrittsstelle in den Hirnstamm rei-
zen und ihn so auf Dauer schädigen.

Charakteristisch sind die quälend starken, blitzartig einschießenden
und elektrisierenden Gesichtsschmerzen, die oft wie kurze Stromstöße
empfunden werden. Diese Schmerzattacken treten immer häufiger auf
und werden zur extremen Belastung für die Patienten. Ausgelöst werden
die Schmerzschübe durch leichte Berührungen des Gesichts, durch Essen, Sprechen, aber auch durch Erschütterungen des Kopfs, beispielsweise
beim Zähneputzen.

Die moderne Schulmedizin stößt bei der Behandlung von Neuralgi-
en, vor allem der Trigeminusneuralgie, auf relativ große Schwierigkeiten.
Meist werden spezielle Schmerzmittel verordnet und deren zahlreiche,
zum Teil gefährliche Nebenwirkungen angesichts der großen Belastung des
Patienten in Kauf genommen.

Wenn diese Präparate nicht zum Erfolg führen, bleibt als letzte Alternative oftmals nur ein operativer Eingriff. Bei solchen Operationen wird
der Nerv freigelegt und das bedrängende Blutgefäß entfernt. Damit der
Nerv auch zukünftig „verschont" bleibt, legt man ein kleines Kunststoff-
schwämmchen zwischen Nerv und Blutgefäß.

Aus ayurvedischer Sicht ist die Trigeminusneuralgie eine eindeutig Vata-
bestimmte Erkrankung. Dafür sprechen ihr blitzartiger Charakter, ihre
Symptome und Auslöser. Typisch für Vata-Krankheiten ist beispielsweise,
dass sie durch Kälte, Zugluft oder Wind ausgelöst und verschlimmert
werden. Auch Stress, Aufregung und nervliche Anspannung verstärken die
Symptome. Im Ayurveda kennt man eine Reihe wirksamer Behandlungen,
die dem Patienten auf sanfte, ganzheitliche Weise Linderung und zum Teil
sogar lang anhaltende Besserung seiner Beschwerden bringen können:

Vata balancieren

Da die Trigeminusneuralgie wie erwähnt zu den Vata-Krankheiten gehört, sollten Sie zunächst alles tun, um dieses Dosha wieder ins Gleichgewicht zu bringen (Seite 32 ff. und 74 f.).

Ayurvedische Öle

Sehr bewährt hat sich eine Mischung aus ayurvedischem Gelenk- und Minzöl (MA 628, 634, Seite 132). Dazu geben Sie fünf Tropfen des Minzöls auf eine Handvoll Gelenköl und reiben die schmerzenden Stellen sanft mit dieser Mixtur ein. Danach empfiehlt sich eine feucht-warme Kompresse, indem Sie ein Tuch mit warmem Wasser tränken, auswringen und auf die zuvor massierten Bereiche legen. Wiederholen Sie diese Anwendung so lange, bis sich Ihre Beschwerden gebessert haben!

Pancha Karma

Die Pancha-Karma-Therapie (Seite 46 ff.) bringt, wie langjährige Erfahrungen gezeigt haben, oft eine deutliche und anhaltende Besserung oder sogar Heilung der Trigeminusneuralgie. Vor allem das Nasya wird Ihnen helfen.

Ama entfernen

Eine wichtige Rolle bei der Entstehung der Trigeminusneuralgie spielen auch Toxine, die sich im Körper angesammelt und abgelagert haben. Berücksichtigen Sie bei Ihrer Behandlung deshalb auch die Empfehlungen zur Entfernung von Ama (Seite 43 f.).

Transzendentale Meditation

Regelmäßiges Meditieren hilft, die für Neuralgien typischen Verspannungen abzubauen, und bringt tiefe Entspannung. Darüber hinaus finden Sie dadurch zu Ihrem seelischen Gleichgewicht zurück, und es wird Ihnen leichter fallen, mit der Krankheit und den Schmerzen umzugehen. Wie Sie Transzendentale Meditation, die einfache und wirksame vedische Meditationstechnik erlernen, erfahren Sie ab Seite 49 ff.

Ayurvedische Präparate

Es gibt darüber hinaus eine Reihe wirksamer ayurvedischer Medikamente, die sich gut zur Behandlung der Trigeminusneuralgie eignen und die Sie sich von Ihrem Ayurveda-Arzt individuell verordnen lassen sollten.

■ Kopfschmerzen bei Kindern
Spannungskopfschmerzen

Spannungskopfschmerzen bei Kindern sind fast immer einem erhöhten Leistungsdruck zuzuschreiben. Entsprechend leiden vor allem Schulkinder unter diesen Beschwerden: Sie werden den übersteigerten Erwartungen ihrer Eltern, aber auch ihrer Lehrer nicht mehr gerecht und leben so ständig mit dem Gefühl zu versagen und nicht zu genügen. Der seelische Druck, unter dem diese Kinder stehen, kann auf Dauer zu Verspannungen vor allem der Nacken- und Stirnmuskeln führen. Spannungskopfschmerzen sind eine Vata-Störung (Seite 73 ff.) und sollten deshalb durch Vata-reduzierende Maßnahmen behandelt werden.

Spannungskopfschmerzen sind Ausdruck einer Vata-Störung. Sie werden durch Harmonisierung von Vata behandelt.

Vata balancieren

Führen Sie mit Ihrem Kind als erstes die Maßnahmen zur Regulierung von Vata durch, um dieses Dosha wieder ins Gleichgewicht zu bringen (Seite 74 f.). Sehr gut eignet sich hier auch Vata-Tee, den fast alle Kinder sehr gerne trinken. Zwei bis drei Tassen am Tag haben eine gute Wirkung. Für unterwegs, wenn das Kind in der Schule oder beim Spielen ist, können Sie ihm auch Vata-Aromaöl mitgeben, von dem es einige Tropfen auf ein Taschentuch träufeln und mehrmals den Duft einatmen kann.

Ausreichende Ruhe und Entspannung

Überforderte Kinder sind meist nervös, wirken unzufrieden und neigen zu übertriebener Aktivität. Sie versuchen, Ihre Aufmerksamkeit und Ihr Lob zu erhalten. Nehmen Sie sich daher für Ihr Kind bewusst Zeit, und geben Sie ihm Gelegenheit, seine Gedanken und Gefühle auszudrücken! So findet es ganz natürlich etwas mehr zur Ruhe. Und solche Ruhepausen tun gut. Achten Sie auch darauf, dass es frühzeitig zu Bett kommt! Das mag anfangs schwierig erscheinen. Doch mit etwas Einfühlungsvermögen für die abendlichen Bedürfnisse, einer kleinen Gute-Nacht-Geschichte und ausreichend Zeit für einen Austausch lernen die Kinder die Zubettgehzeit als besonderen Augenblick des Tages zu schätzen und gewöhnen sich so an eine gesunde Routine.

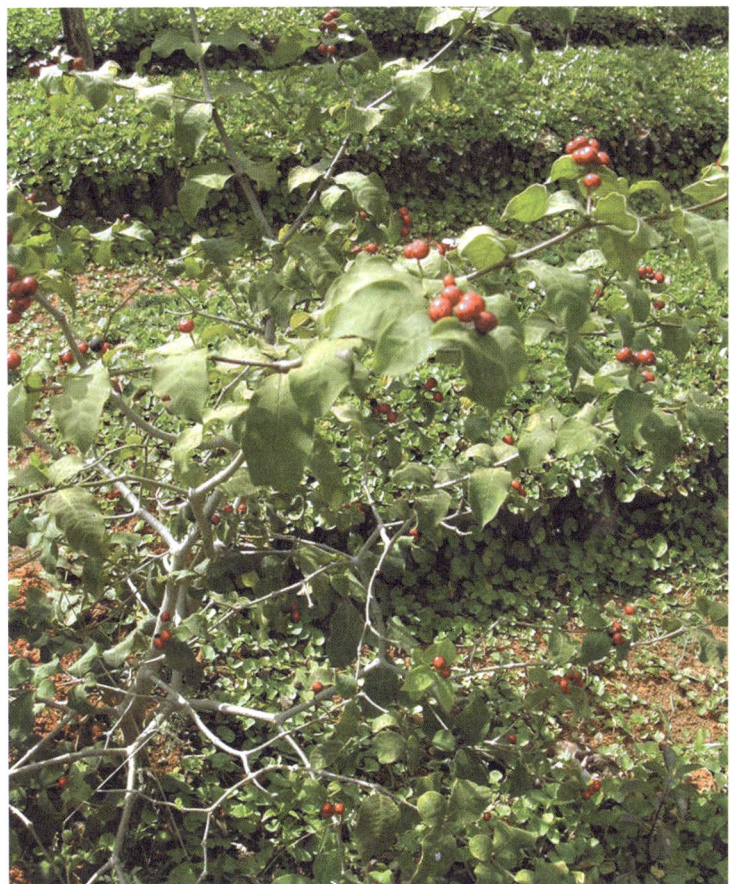

9:   Withania somnifera, Sanskrit „Ashvaganda", die Winterkirsche, ist eine
     wichtige ayurvedische Heilpflanze zur Beruhigung und Stärkung der Nerven
     bei nervöser Erschöpfung, Schlafstörungen, Konzentrations- und
     Gedächtnisstörungen und in der Rekonvaleszenz.

Regelmäßig warme Mahlzeiten

Versuchen Sie, feste Essenszeiten einzuhalten, zu denen Sie regelmäßig
warme, leicht verdauliche Speisen servieren! Das dient zum einen der
Reduzierung von Vata, zum anderen aber auch dazu, Ihr Kind in einen ge-
regelten Tagesablauf einzubinden, den es jetzt so nötig hat.

Gewürzmilch

Was die meisten Kinder sehr gerne mögen, ist eine Tasse warme Gewürzmilch. Sie „versüßt" vor allem morgens vor der Schule den Start in den Tag und stärkt die Nerven. Lassen Sie dazu die Milch mit Gewürzen wie Ingwer, Zimt oder Kardamom aufkochen, und süßen Sie mit Vollrohrzucker!

Wenn Sie zum Süßen Honig benutzen, sollte die Milch bereits wieder unter 40 °C abgekühlt sein.

Sandelholzpaste

Lindernd bei Spannungskopfschmerzen wirkt auch Sandelholzpaste. Verrühren Sie dazu einen Esslöffel Sandelholzpulver mit etwas warmem Wasser zu einem Brei, und massieren Sie diesen sanft auf den Schläfen des kleinen Patienten ein! Lassen Sie die Paste etwas einwirken, und waschen Sie sie dann mit warmem Wasser ab!

Paste mit ätherischen Ölen

Im akuten Fall empfiehlt sich die Einreibung von Stirn, Schläfen und Nakken mit einem ayurvedischen Kräuterbalsam (MA 728, Seite 132). Sie enthält ätherische Öle, lockert die Verspannungen und beruhigt die Nerven.

Sport und Spaß beim Spiel

Kinder können Spannungen hervorragend durch Bewegung abreagieren. Ballspiele, Schwimmen und andere lockere sportliche Aktivitäten stärken den Körper, entkrampfen und entladen aufgestaute Spannungen. Manchmal muss man bei „Stubenhockern" etwas nachhelfen und sie mit dem einen oder anderen Trick in einen Sportverein „einschleusen" oder gemeinsame Spiele – am besten mit der ganzen Familie – organisieren.

Stirnkopfschmerz durch Fehlverdauung, Ama

Stirnkopfschmerzen sind vor allem bei Kindern häufig die Folge eines überlasteten Verdauungssystems. Sie treten typischerweise dann auf, wenn das Kind zu viele Süßigkeiten und vor allem kunterbunt durcheinander gegessen hat, wie das häufig bei Kindergeburtstagen der Fall ist. Meist klagen die Kleinen dann auch über Übelkeit und Bauchschmerzen. Muss sich das Kind übergeben, ist das Erbrochene meist unverdaut. Danach sind die Beschwerden aber in der Regel verschwun-

Achten Sie auf das Essverhalten Ihres Kindes. Es braucht Ihr Vorbild und Ihre Führung!

den. Ursachen können neben zu süßem und zu viel Essen auch individuelle Nahrungsunverträglichkeiten sein. So werden beispielsweise Eier von Kindern oft nicht gut vertragen, schon der Geruch alleine löst die Kopfschmerzen aus.

„Ernährungsunterricht"

Wichtig bei der Behandlung dieser ernährungsbedingten Kopfschmerzen ist vor allem die Vorbeugung. Versuchen Sie also zunächst, auf das Essverhalten und die Ernährung Ihres Kindes einzuwirken! Es nutzt schon sehr, ihm zu erklären, dass seine Beschwerden davon kommen, dass es Unverträgliches oder auch zu viel oder zu süß gegessen hat. Oft ist den Kindern dieser Zusammenhang selbst nicht klar. Besonders bei älteren Kindern ist so eine konkrete Aufklärung wichtig, da sie schon vieles ohne ihre Eltern unternehmen und oft ohne ihr Beisein essen. Sehr wichtig ist auch, herauszufinden, welche Nahrungsmittel Ihr Kind nicht gut verträgt. Das können solche sein, die es früher abgelehnt hat (zum Beispiel Eier oder Fleisch), die es dann aber aufgrund einer Familiengewohnheit übernommen hat. Oder es sind genau die Speisen, auf die Kinder aufgrund ihres manipulierten Geschmacks „hereinfallen", wie beispielsweise künstliche Süßigkeiten, übertriebene Mengen an Speiseeis oder gefärbte und aromatisierte Joghurts. Vermeiden Sie diese Speisen zukünftig, und leiten Sie Ihr Kind möglichst unter Berücksichtigung seiner schon oft recht eigenständigen Seele dazu an, ebenfalls darauf zu verzichten!

> ## VIEL LIEBE...
> Geben Sie Ihrem Kind viel Liebe und Anteilnahme! Nur so können Sie ihm das Gefühl nehmen, etwas leisten zu müssen, um geliebt zu werden. Lassen Sie es spüren, dass es ein wichtiges, wertvolles Mitglied Ihrer Familie und auch der Gesellschaft ist! Nehmen Sie sich Zeit für seine Sorgen und Nöte! Verständnis und liebevolle Geduld sind jetzt das wichtigste „Medikament", das es braucht.

Minzöl

Im akuten Fall hilft ayurvedisches Minzöl (MA 634, Seite 132), von dem Sie einen Tropfen in einem halben Glas Wasser auflösen und Ihrem Kind schluckweise zu trinken geben. Auch heißes Wasser in kleinen Schlucken genossen erleichtert und lindert die Beschwerden. Unter Umständen kommt es dadurch auch zur natürlichen Entleerung des Magens und alles Leid ist vorbei.

Kühle Kompressen

Gute Dienste bei Stirnkopfschmerzen leisten kühle Kompressen, für die Sie einen Waschlappen mit kaltem Wasser tränken, auswringen und Ihrem Kind auf Stirn und Nacken auflegen und gegebenenfalls mehrmals erneuern. Der kleine Patient sollte sich dabei hinlegen, am besten mit leicht erhöhtem Oberkörper, bis sich seine Beschwerden gebessert haben.

Kopfschmerzen durch Hunger

Hunger, vor allem, wenn er übergangen wird, bewirkt eine Zunahme von Vata und kann Kopfschmerzen verursachen. Entsprechend gehört diese Art von Kopfschmerz auch zu den ganz typischen Vata-Störungen. Eine Besonderheit bei den „Hungerkopfschmerzen" ist, dass Kinder den Hunger in ihrem Spieltrieb oft nicht spüren und die Beschwerden erst dann auftreten, wenn das Hungergefühl bereits wieder verschwunden ist, obwohl sie noch nichts gegessen haben. Sie können diese Ursache also oft gar nicht mitteilen. Erkennbar ist diese Art von Kopfschmerz jedoch an der langen Zeit, die nach der letzten Mahlzeit verstrichen ist.

ENERGIESPENDER

Akute Hilfe gegen Kopfschmerzen durch Hunger bringen ein Löffel Bienenhonig oder – falls zur Hand – Rosinenwasser. Das führt schnell Kalorien zu und bringt verlorene Energien zurück. Besonders Rosinenwasser hat kühlend-beruhigende Wirkung. Dafür weichen Sie eine Handvoll gewaschene Rosinen über Nacht in Wasser ein und geben Ihrem Kind den überstehenden Saft zu trinken. Gut ist auch, wenn es die Rosinen mitisst.

Regelmäßiger Nachschub

Kinder neigen dazu, über all den aufregenden Dingen in ihrem jungen Leben das Essen und Trinken zu vergessen. Die „Hungerkopfschmerzen" treten typischerweise meist um die Mittagszeit auf, wenn Frühstück und Pausenbrot schon lange zurückliegen und statt des Mittagessens noch so vieles andere erledigt werden muss. Darum sollten Sie darauf achten, dass Ihr Kind regelmäßig isst. Führen Sie feste Essenszeiten ein, die alle einhalten! Erklären Sie Ihrem Kind, dass es für seine Gesundheit und sein Wohlbefinden wichtig ist, dass es sich daran hält und zu dieser Zeit nach Hause kommt!

Leicht verdauliches Essen

Besonders nach übergangenem Hunger sollten Sie Ihrem Kind leicht verdauliche Speisen zubereiten. Sehr geeignet sind hier ein Milchbrei oder eine andere warme Süßspeise und Suppen. Auch Lassi (Seite 101) oder eine Gewürzmilch (Seite 96) bieten sich an. Beides mögen Kinder sehr gern.

Wenn es rasch gehen soll, reichen auch eine oder zwei Bananen. Sie belasten nicht, enthalten viele wertvolle Mineralstoffe und Vitamine und führen schnell wieder Energie zu.

Vata reduzieren

Vata ist bei Hunger verstärkt. Um dieses Dosha wieder zu beruhigen, sollten Sie Ihrem Kind einige Schlückchen Vata-Tee zu trinken geben. Er regt darüber hinaus auch den Appetit an. Ebenfalls Vata-regulierend und sehr wirkungsvoll gegen Kopfschmerzen ist ein warmes Fußbad.

Paste mit ätherischen Ölen

Im akuten Fall empfiehlt sich das mehrmalige sanfte Einreiben von Stirn, Schläfen und Nacken mit einer ayurvedischen Paste, der MA 728 (Seite 132). Sie enthält ätherische Öle, blockiert die Verspannungen und beruhigt die Nerven.

Kopfschmerzen durch Störungen am Schlafplatz

Störeinflüsse am Schlafplatz können die Ursache einer Reihe von Beschwerden sein – auch von Kopfschmerzen. Vor allem Kinder reagieren in dieser Hinsicht sehr empfindlich. Sie schlafen schlecht und unruhig, wälzen sich hin und her, schwitzen stark und legen sich nachts quer. Oft werden sie durch schwere Alpträume aufgeschreckt und können dann häufig nicht mehr einschlafen. Morgens wachen sie dann nicht erholt auf, sondern sind meist schlecht gelaunt, unausgeruht und klagen über Kopfschmerzen. Diese bessern sich tagsüber und werden durch den Schlaf dann wieder schlimmer. Außer den Kopfschmerzen zeigen diese Kinder oft eine erhöhte Anfälligkeit für Infekte.

Elektrogeräte gehören nicht ins Schlafzimmer. Sorgen Sie für einen behaglichen und „spannungsfreien" Schlafbereich!

Häufigster Störfaktor ist ein elektrisches Feld am Schlafplatz durch Radiowecker und andere elektrische Geräte, Steckdosen und elektrische Leitungen. Bei älteren Kindern kommen meist noch Stereoanlage, CD-Player oder ein Computer hinzu.

„Spannungsfreie" Nacht

Schrauben Sie abends, nachdem Ihr Kind zu Bett gegangen ist, die Sicherung für sein Zimmer heraus, oder installieren Sie einen so genannten

Netzfreischalter! Er nimmt über Nacht die Spannung vom Netz, wenn kein Strom verbraucht wird.

Schlafplatz wechseln

Eine andere einfache Lösung besteht darin, dass Sie das Bett des Kindes probeweise an einen anderen Platz stellen, um zu sehen, ob es dann wieder besser schläft. Oder Ihr Nachwuchs zieht einfach mal für eine Zeit in ein anderes Zimmer um. Falls das nicht möglich ist, darf er vielleicht auch im elterlichen Bett schlafen. Das macht Ihr Kind sicherlich ohnehin sehr gerne.

Kopfschmerzen bei Nasennebenhöhlenentzündungen

Eine relativ häufige Erkrankung bei Kindern sind Entzündungen der Nasennebenhöhlen. Dabei ist Kapha erhöht, was bei der Behandlung berücksichtigt werden sollte. Eine typische Begleiterscheinung sind Kopfschmerzen, die je nach betroffener Höhle in deren Bereich lokalisiert sind: Wangenknochen bei Kiefernhöhlenentzündung, Stirn und Nasenwurzel bei entzündeter Stirnhöhle und Siebbeinzellen sowie der Bereich hinter den Augen bei einer Entzündung der Keilbeinhöhle. Häufig sind auch die Mandeln vergrößert und die Augen, bedingt durch zu viel Kapha, verklebt.

Vorweg einiges zur Ernährung

Da bei Nasennebenhöhlenentzündungen Kapha überwiegt, sollten Sie jetzt die Nahrungsmittel weglassen, die dieses Dosha mehren. Dazu gehören Milch- und Sauermilchprodukte wie Joghurt, Kefir und Quark. Generell ist alles, was tierisches Eiweiß enthält, nicht empfehlenswert, also auch Käse, Wurst und Fleisch. Den Bedarf an Eiweiß können Sie sehr gut mit Lassi, Dhals oder Gewürzmilch decken, die Kinder gern mögen. Milch vermehrt ebenfalls Kapha, kann aber verdünnt gegeben und durch kurzes Aufkochen und Beimengen von Gewürzen wesentlich bekömmlicher gemacht werden. Leider müssen jetzt auch die Süßigkeiten verschwinden, und da sollten Sie wirklich versuchen, streng zu bleiben. Eine gute Alternative ist Honig. Servieren Sie Ihrem Kind viel Gemüse und Früchte, leichtes trockenes Brot wie Knäcke, und weichen Sie bei starkem Verlangen nach Käse auf Frisch- oder Hüttenkäse aus, die erheblich leichter verdaulich sind!

Nasentropfen

Es gibt Nasentropfen, MP 16 (Seite 132 f.), eine Mixtur aus ayurvedischen Pflanzenölen, die sehr gut den Schleim aus Nase und Nebenhöhlen lösen. Dadurch wird Kapha entfernt, der Stoffwechsel in den entzündeten Nebenhöhlen wieder angeregt und Toxine ausgeleitet. Reiben Sie Ihrem Kind mehrmals täglich mit dem kleinen Finger einen Tropfen davon in den rechten und linken Nasenvorhof!

Heiße Getränke

Schleimlösend und lindernd wirken heiße Getränke wie Kräutertees und, in kleinen Schlucken getrunken, heißes Wasser (Zubereitung Seite 45).

Lassi

Bei Entzündungen der Nasennebenhöhle ist häufig Agni, die Verdauungskraft, geschwächt. Im Zusammenhang mit anderen Faktoren, auf die hier nicht genau eingegangen werden kann, sammelt sich Kapha in den Nebenhöhlen an. Zur Stärkung von Abwehr und zur Sanierung der Darmflora, die häufig gestört ist, empfiehlt sich Lassi. Es ist nicht nur ein köstliches Getränk, sondern enthält auch hochwertige Mineralstoffe, Vitamine und Milchsäurebakterien, die einen wesentlichen Beitrag zur Erhaltung einer gesunden Darmflora leisten.

Ayurvedisches Kombinationsmittel

Eine bewährte Unterstützung gegen Nasennebenhöhlenentzündung, chronischen Husten und Polypen ist das MA 290 (Seite 131), eine Kombination aus fünf verschiedenen ayurvedischen Heilpflanzen, darunter auch Süßholz, die sich gegenseitig ergänzen und verstärken. Die Pflanzen steigern die Abwehrkräfte, lösen Schleim und reinigen die Kanäle der Mikrozirkulation, die Srotas, durch ihren Gehalt an Bitterstoffen. Geben Sie Ihrem Kind je nach Alter zwei- bis dreimal täglich zwei Tabletten mit Tee oder warmem Honigwasser.

> Zur Zubereitung des Lassis brauchen Sie einen halben Liter frischen und milden Biojogurt ohne Konservierungsstoffe und Bindemittel, die gleiche Menge Wasser (oder mehr, je nach Verdauungskraft) und nach Belieben Honig, Rohrzucker, Sharkara (ayurvedischer Zucker), Zimt, Vanille, Ingwer, Kardamom oder Salz. Den Joghurt mit dem Wasser mischen und solange mit einem Schneebesen schlagen, bis alle Joghurtklümpchen verschwunden sind. Nach Geschmack mit Honig, Zucker und/oder Gewürzen geschmacklich variieren.

Vorsicht: Diese Pflanzenkombination schmeckt sehr bitter. Also notfalls die Tablette zerkleinern und in etwas Honig einnehmen lassen. Oder Sie „verpacken" kleine Tablettenstückchen in eingeweichte Rosinen und geben diese Ihrem Kind.

Kopfschmerzen durch Sehstörungen

Auch Sehfehler wie Kurzsichtigkeit, Schielen oder Astigmatismus können Kopfschmerzen hervorrufen. Denn die Augen versuchen die Sehschwäche selbst zu korrigieren, solange sie noch nicht diagnostiziert und entsprechend behandelt wird. Das kann auf Dauer zu Verspannungen der Augen- und der Nackenmuskulatur führen und Kopfschmerzen verursachen. Bei Kindern ist das deshalb besonders problematisch, weil sie ihren Sehfehler meist nicht selbst bemerken.

Ein Gang zum Augenarzt lohnt sich also immer, wenn Ihr Kind seit längerer Zeit über Kopfschmerzen klagt, für die kein Grund vorzuliegen scheint.

Sehhilfe

Brille oder Kontaktlinsen. War die Sehschwäche der Grund, bessern sich die Kopfschmerzen unmittelbar und verschwinden völlig.

Stärkung der Sehkraft

Eine wirksame Heilkräutermischung zur Kräftigung der Sehfähigkeit ist die ayurvedische Kräuterpaste MA 550 (Seite 131). Man muss sie regelmäßig über viele Wochen einnehmen und kann damit in vielen Fällen eine beachtliche Stärkung der Sehfähigkeit erzielen. So besserte sich bei einem Kleinkind, das wegen verschiedener Sehfehler an einem Auge eine Sehschwäche von zehn Dioptrien hatte, die Sehkraft innerhalb von sechs Monaten um erstaunliche fünf Dioptrien! Die Standarddosis für Kinder ist ein halber Teelöffel täglich. Da diese Mixtur aus Ghee und Kräutern leider nicht besonders gut schmeckt, könnten Sie dabei auf Widerstand stoßen. Ein Trick schafft hier Abhilfe: Besorgen Sie sich leere Kapselhüllen aus der Apotheke, füllen Sie diese mit der Augenpaste, und geben Sie sie Ihrem Kind dann in der Kapsel versteckt zu schlucken. Eine andere Möglichkeit ist, die Paste in einem Glas warmer Milch aufzulösen. Der größte Teil des unangenehmen Geschmacks wird dadurch neutralisiert.

Ein probates Mittel, das die Sehkraft stärkt, ist eine Heilkräuterpaste auf Ghee-Basis.

Kopfschmerzen durch psychische Probleme

Psychische Probleme treten bei Kindern immer häufiger auf: Sie haben Schwierigkeiten in der Schule, erfüllen nicht die Erwartungen ihrer Eltern und Lehrer, fürchten sich vor Liebesentzug, haben Angst davor zu versagen, können nicht loswerden, was ihnen auf dem Herzen liegt, fühlen sich mit ihren Sorgen und Problemen nicht ernst genommen. Die Ängste und Nöte, der Wunsch geliebt zu werden, kein Versager zu sein – all das erzeugt Stress und seelische Anspannung, die bald auch auf körperlicher Ebene zu Tage tritt. Unter anderem auch in Form von Kopfschmerzen.

Aufmerksamkeit schenken

Die Behandlung kann hier nicht allein darin bestehen, Ihrem Kind Tees, Öle oder entspannende Massagen angedeihen zu lassen – es sei denn, dies wird bereits als besondere Form der Zuwendung verstanden und angenommen. Entscheidend ist, dass Sie Ihrem Kind in so einem Fall eine natürliche und echte Zuwendung geben, wenn es auch nicht immer leicht ist, nach einem von Aufgaben und Pflichten ausgefüllten Tag einen freien Kopf und ein offenes Herz für die Bedürfnisse der Kinder zu haben. Sorgen Sie erst einmal bei sich selbst für Entspannung und Regeneration, um wieder frei und aufnahmebereit zu sein. Denn Aufmerksamkeit zu „spielen", die in Wahrheit im Moment nicht (mehr) da sein kann, wird vom Kind rasch durchschaut und als enttäuschend empfunden. Die TM (Seite 49 ff.) kann hier eine große Hilfe sein. Schon nach zwanzig Minuten tiefer Ruhe und Regeneration durch diese einfache und uralte vedische Technik kön-

> Psychische Probleme von Kindern sind heute häufig durch mangelnde Zuwendung und Aufmerksamkeit bedingt, weil die Eltern durch die Belastungen unserer Zeit – Stress, Zeitdruck, Ablenkung vom Wesentlichen – nicht mehr in der Lage sind, sich mit Freude ihren Kindern zu widmen. Kinder sind jedoch Geschenke, die die wertvollsten Charaktereigenschaften in uns fördern.
> Im Ayurveda gilt der Umgang mit Kindern daher als äußerst erstrebenswert, da hierbei die Herzensqualitäten im Menschen entwickelt und der gesundheitsfördernde Fluss von Ojas (Seite 31) angeregt wird. Nehmen wir uns also Zeit für unsere kleinen Lebensbegleiter, und helfen wir ihnen damit, ihre Sorgen und Nöte auf natürliche Weise zu lösen.

nen Sie sich auch nach einem langen Tag energievoll fühlen und sich auf Ihre Familie freuen. Erfahren Sie diese wunderbare Möglichkeit zur Selbstwiederfindung auch als wertvolle Unterstützung für den Beruf!

Zuhören

Versuchen Sie, Ihrem Kind zuzuhören, wenn es seine Probleme loswerden will. Lassen Sie es erzählen, ohne gleich wieder beeinflussen und erziehen zu wollen! So bekommt es das Gefühl, wirklich ernst genommen zu werden, und wird nicht mit Patentlösungen nach dem Motto: „Das wird schon wieder", abgetan. Schenken Sie ihm echte Anteilnahme! Fragen Sie es, wie sich die eine oder andere schwierige Sache entwickelt hat, aber akzeptieren Sie auch, wenn es nicht darüber reden will!

Gemeinsamkeit

Pflegen Sie den Austausch und die Kommunikation in Ihrer Familie! Fördern Sie das Gefühl der Gemeinsamkeit: Machen Sie vielleicht zwischendurch mal eine kleine Feier, einfach so für die Familie!

Abendritual

Geben Sie Ihrem Kind ein Gefühl der Geborgenheit, das es auch in seinen Schlaf mitnehmen kann! Zelebrieren Sie zum Beispiel jeden Abend ein kleines Ritual, bei dem Sie eine Gute-Nacht-Geschichte vorlesen oder ein Märchen erzählen! So findet der Tag für Ihr Kind einen friedlichen und entspannten Ausklang, und es schläft geborgen und ruhig ein.

Gandharva-Veda-Musik

Sehr entspannend wirkt auch Gandharva-Veda-Musik. Sie schafft eine harmonische Atmosphäre in dem Raum, in dem ihre Klänge ertönen. Kleine Kinder lieben diese Musik. Größere sind hingegen oft schon sehr an Pop und Rock angepasst und können deshalb zunächst mit den zarten vedischen Klängen nicht so viel anfangen. Man kann die Gandharva-Veda-Musik aber auch

Gandharva-Veda-Musik schafft eine harmonische Atmosphäre im Raum.

dann in seinem Zimmer abspielen, wenn das Kind nicht zu Hause ist. Das hat seine Wirkung! Gut eignet sich der Vormittag, wenn das Kind in der Schule ist, dann umgibt es nach dem Mittagessen die entspannte Aura, die die Klänge der Gandharva-Veda-Musik geschaffen haben.

Da bei Kopfschmerzen durch psychische Probleme meist die gleichen Ursachen vorliegen wie bei Spannungskopfschmerzen, sollten Sie auch diesen Abschnitt (Seite 73 ff.) lesen und die eine oder andere Behandlung ausprobieren.

Kopfschmerzen durch Probleme mit der Händigkeit

Die wenigsten Menschen wissen, dass hinter Kopfschmerzen bei Kindern auch Probleme mit der Händigkeit stehen können. Bekanntermaßen gibt es unter uns Rechtshänder und Linkshänder – Kinder können also als eindeutige Linkshänder geboren sein, werden dann jedoch, weil es nicht erkannt oder nicht akzeptiert wird, zur Rechtshändigkeit umerzogen: mitunter Umständen erheblichen psychischen und körperlichen Folgen. Das Gleiche gilt natürlich auch umgekehrt.

Wird die angeborene Händigkeit „umerzogen", kann es zu einer Fehldominanz der Gehirnhälften kommen. Denn je nach Händigkeit dominiert die eine oder die andere Seite unseres Gehirns: Bei Rechtshändern ist es die linke, bei Linkshändern die rechte. Diese Rechts-Links-Händer-Problematik äußert sich unter anderem in Konzentrationsschwäche oder mangelnder Ausdauer. Die Kinder ermüden schnell und haben oft Schwierigkeiten, das richtige Wort zu finden. Ein weiteres Symptom sind eben auch scheinbar unerklärliche Kopfschmerzen.

Wenn Sie den Verdacht auf Händigkeitsprobleme haben, dann lohnt es sich Einrichtungen aufzusuchen, die darauf spezialisiert sind, solche Hintergründe zu erkennen und zu diagnostizieren. Wenden Sie sich an Ihrem Wohnort an so genannte Kinderzentren, die entweder selbst entsprechende Kenntnisse besitzen oder einen Spezialisten nennen können. Dieser führt mit dem Kind einen Verhaltenstest durch, der Aufschluss darüber geben kann, ob es ein Rechts- oder ein Linkshänder ist. In jungen Jahren geht das Umlernen auf eine andere Händigkeit noch relativ gut und rasch. Voraussetzung ist, dass der kleine „Umschüler" liebevolle und verständnisvolle Unterstützung durch seine Eltern und vor allem durch den Lehrer findet.

Ein Beispiel ist der Fall eines jetzt siebenjährigen Mädchens, das noch in der ersten Klasse der Grundschule zeitweise große Schwierigkeiten hatte, die richtigen Worte zu finden, im Satz den Faden verlor und sich beim Zahlenrechnen schwer tat. Phasenweise klagte es auch über Kopfschmerzen und geistige Anstrengung. In der Anfangszeit seiner Entwicklung bevorzugte es beim Greifen von Gegenständen die rechte Hand, später aber sonderbarerweise die linke. Da die Mutter das Kind – in dem Glauben, es sei Linkshänder – nicht umerziehen wollte, beließ sie es dabei, und ihr Kind lernte in der Schule das Schreiben mit der linken Hand. Wegen der Konzentrationsstörungen suchte sie jedoch einen Spezialisten auf, der die Ursache eindeutig darin sah, dass das Mädchen eine klare Rechtshänderin ist und nun aber ihre nicht dominante Hirnhälfte benutzt. Ein Grund für die spontane Änderung der Händigkeit als Kleinkind lag bemerkenswerterweise darin, dass bei dem Kind immer wieder Mittelohrentzündungen aufgetreten waren, die ausschließlich das rechte Ohr betrafen. Durch diese einseitige Hörschwäche wurde auch nur eine Hirnhälfte durch akustische Reize aktiviert, was mit der Zeit zu einer Änderung der Händigkeit führte. Kurze Zeit, nachdem das Kind wieder einfühlsam zum Rechtshänder umgeschult worden war, waren alle Lernstörungen und die Kopfschmerzen dauerhaft beseitigt!

Aus vedischer Sicht ist dieses Beispiel vor allem deshalb aufschlussreich, weil es zeigt, wie wichtig Ausgewogenheit und Integration aller Hirnfunktionen und -bereiche für Gesundheit und Wohlbefinden sind. Die verschiedenen Strukturen und Bereiche unseres Nervensystems stehen in Wechselbeziehung zu unseren Bewusstseinsinhalten. Alle Strategien des Maharishi Ayur-Veda zielen darauf ab, die Ganzheit im Menschen zu beleben und alle Funktionsbereiche in unserem Organismus in Einheit miteinander zu verbinden. Bei verschiedenen Heilansätzen, vor allem bei der TM (Seite 49 ff.), Prana Yama (Seite 56) und bei einigen Anwendungen des Pancha Karma (Seite 46 ff.) konnte eine auffallende Anregung der Aktivität von linker und rechter Hirnhälfte nachgewiesen werden. Im genannten Fallbeispiel reichte es bereits aus, die rechte Hand wieder bewusst zum Schreiben einzusetzen, um eine Heilung zu erzielen.

▦ Kopfschmerzen bei Erkrankungen im Kopfbereich
Sehstörungen

Auch bei Erwachsenen kann es zu einer Sehschwäche kommen, die nicht sofort erkannt wird. Besonders das latente Schielen ist nicht so ohne weiteres offensichtlich. Der Augenmuskel korrigiert immer wieder die Sehstörung. Dadurch kommt es zur Anspannung der Augenmuskeln, und der Augeninnendruck erhöht sich. Das wiederum kann Kopfschmerzen verursachen. Daneben führt auch eine Überlastung der Augen durch häufiges Arbeiten am Computer, langes Lesen, Fernsehen oder Autofahren zur Anspannung der Augenmuskeln und in Folge zu Kopfschmerzen.

Nasya

Eine der wirkungsvollsten ayurvedischen Therapien für Erkrankungen im Kopfbereich, vor allem bei Sehstörungen, ist das Nasya (Seite 48). Es ist auch sehr wirksam bei chronischen Nasennebenhöhlenbeschwerden, die oft mit Augenerkrankungen einhergehen.

Nasentropfen

Die Nasenschleimhäute sind eine Reflexzone für alle von Agni abhängigen, also mit der Verdauungskraft in Zusammenhang stehenden Organe. Dazu gehören auch die Augen. Geben Sie deshalb fünf- bis zehnmal täglich einen Tropfen der MP-16-Nasentropfen (Seite 132 f.) in beide Nasenlöcher. Sie enthalten ein ayurvedisches Heilpflanzenöl, welches die Kanäle der Mikrozirkulation, die Srotas, öffnet. Darüber hinaus fördern die Tropfen den Lymphfluss, regen den Stoffwechsel der Nasenschleimhäute an und wirken sehr befreiend und belebend, denn sie „öffnen" im gesamten Kopfbereich.

Ghee

Angenehm kühlend und die Sehkraft stärkend wirkt Ghee (Seite 81), von dem Sie jeweils einen Tropfen in den inneren Augenwinkel einbringen und anschließend etwas davon auf Ihre Augenlider streichen. Das Butterreinfett ist besonders wohltuend bei überanstrengten und gereizten Augen.

Mandelöl

Zur Beruhigung angestrengter Augen, etwa nach langem Arbeiten am Computer, und zur Stärkung der Sehkraft geben Sie täglich vor dem Schlafengehen einen Tropfen süßes, reines Mandelöl auf die Augenlider und streichen es sanft ein!

Augenpaste

Eine wirksame Heilkräutermischung zur Kräftigung der Sehfähigkeit ist die ayurvedische Kräuterpaste MA 505 (Seite 131). Bei regelmäßiger Zufuhr über ein paar Wochen kann sich die Sehkraft bessern. Nehmen Sie zweimal täglich einen Teelöffel von der Paste! Da sie leider nicht so sonderlich gut schmeckt, empfiehlt es sich, die Paste in einem Glas warmer Milch aufzulösen. Oder aber Sie besorgen sich leere Kapselhüllen aus der Apotheke, füllen sie mit der Augenpaste und befördern sie auf diese Weise geschmacksneutral in den Magen.

Agni stärken

Das Auge und der Sehsinn werden nach ayurvedischer Auffassung von dem Element Feuer bestimmt. Ein gesundes Verdauungsfeuer, Agni, ist daher wesentlich an der Aufrechterhaltung der Sehkraft, des Augenfeuers, beteiligt. Ernähren Sie sich deshalb so gesund und gut wie möglich, und bringen Sie, wenn nötig, Ihr Verdauungssystem wieder in Ordnung (Seite 41 ff.).

Palmieren

Diese Übung ist wie Meditation für die Augen. Sie entspannt und schenkt Ihrem Sehorgan neue Frische. Gleichzeitig beruhigt sie das Nervensystem.

Die Augenmuskeln, die durch die Fehlsichtigkeit angespannt sind, entspannen sich. Deshalb kann die Sehkraft auch nach der Übung für wenige Minuten scheinbar vermindert sein. Bei regelmäßiger Durchführung kehrt sich dieser Effekt jedoch bald um, und Sie sehen unmittelbar danach bereits merklich besser. Allgemein stellt sich durch diese „Dunkelerholung" der Augen eine Kräftigung der Sehkraft und ein gesteigertes Wohlbefinden im Bereich der Augen, im ganzen Kopf und besonders im Nacken ein. Nach ayurvedischer Auffassung fließt bei der Übung Prana, die sehkraftstärkende Nervenenergie, über die Hände ein.

Achten Sie beim Palmieren auf einen entspannten Nacken! Bei Sehstörungen bestehen häufig Verspannungen im Bereich der Nackenmuskulatur, die in Koordination zu Blickbewegungen und den Augenmuskeln stehen.

Wenn Sie wiederholt an Nasennebenhöhlenentzündungen leiden, merken Sie bei dieser Übung wahrscheinlich eine lindernde Wirkung, denn die Wärme Ihrer Hände, die den oberen Rand der Nasennebenhöhlen berühren, wirkt über die Reflexzonen der Haut heilend auf sie ein. Ein erstes Anzeichen für eine Besserung ist, dass Sie freier durch die Nase atmen können.

So wird's gemacht

Setzen Sie sich bequem und aufrecht hin, und stützen Sie die Ellbogen auf. Falls nötig, können Ihnen als erhöhte Unterlage Bücher dienen. Dann legen Sie Ihre Handinnenflächen sanft auf die geschlossenen Augen und bli-

Essen Sie, wenn möglich, mit den Händen.
Die Hände nehmen die Energie, Prana, der Speisen auf, bereiten das Verdauungssystem auf seine Aufgabe vor und stärken so die Verdauungskraft, Agni. Mit den Händen zu essen wird Ihnen zunächst ungewöhnlich erscheinen, doch Sie werden überrascht sein, wie viel intensiver die Speisen dadurch schmecken. Nach der Mahlzeit reinigen Sie Ihre Finger mit reinem Wasser und streichen anschließend mit dem Mittel- und Zeigefinger über die geschlossenen Augenlider! Durch sanfte Massage mit den gereinigten, aber noch leicht gefetteten Fingern stellt sich kurz darauf und bei regelmäßiger Durchführung, ein erfrischendes, stärkendes Gefühl und eine Besserung der Sehkraft ein.

cken entspannt in das Dunkel. Die Augenlider können dabei leicht geöffnet bleiben. Diese Übung können Sie während des Tages beliebig oft durchführen, sie sollte aber fünf bis zehn Minuten dauern und mindestens zweimal täglich wiederholt werden, um wirklich Erfolg zu bringen.

Yoga-Übungen für die Augen
- Blick in die Sonne: Licht ist Nahrung für die Sehzellen. Sitzen Sie dabei bequem mit geschlossenen Augen, und lassen Sie das wohltuende Sonnenlicht 10 bis 15 Sekunden einwirken.
- Farben beobachten: Massieren Sie solange mit dem Zeigefinger leicht und kreisend beide Augäpfel, bis Sie vor Ihrem inneren Auge alle Regenbogenfarben sehen, und beobachten Sie sie, bis sie verschwinden. Das entkrampft die Augenmuskeln und erfrischt die Sehkraft.
- Augen rollen: Setzen Sie sich entspannt hin, und rollen Sie Ihre Augen einige Male in Richtung des Uhrzeigersinns und dann entgegengesetzt. Anschließend blicken Sie für einige Sekunden nach oben, nach unten, nach links und nach rechts. Während der Augenbewegungen halten Sie den Kopf möglichst gerade und den Nacken entspannt. Wichtig ist bei dieser Übung, dass Sie mit Gefühl und Aufmerksamkeit vorgehen. Sie sollten wahrnehmen, wie sich Ihre Augenmuskeln durch die sanften Bewegungen entspannen. Rollen Sie Ihre Augen deshalb einfühlsam und langsam.

- Fokussieren: Sitzen Sie wieder bequem, und richten Sie zunächst Ihren Blick auf Ihren ausgestreckten Zeigefinger. Anschließend blicken Sie auf einen Punkt in der Ferne. Danach fokussieren Sie wieder Ihren Zeigefinger. Diese Übung einige Male nacheinander im Wechsel durchgeführt stärkt die Anpassungsfähigkeit des Auges und die Flexibilität der Augenlinse.

- Erste Leseübung: Lesen Sie einige Zeilen eines Textes in für Sie angenehmer Entfernung, und steigern Sie Tag für Tag die Entfernung, aber nur so weit, dass Sie weiterhin ohne Anstrengung lesen können.

- Zweite Leseübung: Wie bei der ersten Leseübung, doch nun vermindern Sie langsam Tag für Tag den Abstand, aber ebenfalls nur so weit, wie Sie mühelos und ohne Anstrengung lesen können.

- Entspannen der Augenmuskeln: Entspannen Sie Ihren Blick, so dass Sie anfangen leicht zu schielen. Schielen Sie zunächst auf die Nasenspitze und dann auf die Nasenwurzel.

- Blinkern: Blinzeln Sie etwa zehn Sekunden lang schnell mit den Lidern. Das entspannt und reinigt zugleich die Bindehaut der Augen.

- Augen waschen: Besonders gut für Ihre Augen ist eine Spülung mit der Augenbadewanne (gibt es in Apotheken). Dazu reinigen Sie vorher die Mundhöhle mit klarem Wasser und geben dann etwas mit Wasser vermischten Speichel für das Augenbad (15 Sekunden je Auge) in die Wanne. Die im Speichel enthaltenen Enzyme haben eine heilende Wirkung auf die Augen, insbesondere bei grauem Star.

Zahnerkrankungen

Dass hinter hartnäckigen, schwer behandelbaren Kopfschmerzen ein kranker Zahn steht, wird oft erst sehr spät erkannt. Meist haben die betroffenen Patienten schon langwierige Behandlungsprozeduren hinter sich, bis sich herausstellt, dass eine versteckte Pulpitis, also eine Entzündung des Zahnmarks, ein verlagerter Weisheitszahn oder eine andere Zahnerkrankung zugrunde liegt. Vor allem kranke Zähne, die in der Nähe der Kiefernhöhlen liegen, können Oberkieferneuralgien verursachen, die lange als Nasennebenhöhlenentzündung fehlgedeutet werden. Die Therapie besteht hier ausschließlich im Gang zum Zahnarzt, der den kranken Zahn behandelt.

Nasennebenhöhlenentzündung

Im Zuge von Nasennebenhöhlenerkrankungen kann es häufig zu Kopfschmerzen kommen (Seite 100), die je nach betroffener Höhle in deren Bereich lokalisiert sind: Wangenknochen bei Kiefernhöhlenentzündung, Stirn und Nasenwurzel bei entzündeten Stirnhöhlen und Siebbeinzellen sowie das Gebiet hinter den Augen bei einer Entzündung der Keilbeinhöhle. Die Nasennebenhöhlen sind schleimhautaktive Hohlorgane und erfüllen Aufgaben für das Immunsystem, indem sie über ihre Schleimhäute Antikörper, Abwehrzellen und Schutzsekret absondern. Aus ayurvedischer Sicht ermöglichen die Nasennebenhöhlen darüber hinaus auch eine erweiterte und verfeinerte Sinneswahrnehmung. Deshalb fühlt man sich bei Schnupfen und Erkältungen oftmals dumpf und wie „betäubt".

Bitte beachten Sie, dass Nasennebenhöhlenbeschwerden durch Polypen oder deformierte Nasenscheidewände mit verursacht sein können. Im Zweifelsfall sollten Sie einen Facharzt zu Rate ziehen.

Die Schleimhautaktivierung, Sekret- und Schleimabsonderung ist eine Kapha-Funktion der Nasennebenhöhlen. Zum einen kann dies ein „Ventil" für zu viel Kapha oder Ama-Ansammlung im Körper sein, zum anderen eine Schutzreaktion auf übermäßige Anregung von Vata. Demnach können sowohl kalter Wind wie auch psychisches Ungleichgewicht, beides Vata-Einflüsse, die Nasensekretion anregen. Eine wichtige Ursache für akute und chronische Entzündungen sowie für andere Erkrankungen der Nasennebenhöhlen ist vor allem im Bereich der Psyche zu suchen. Auch lokale Beeinträchtigungen, wie Behinderung der Nasenatmung und der Belüftung der Höhlen durch geschwollene Schleimhäute, Polypen oder Fehlstellungen der Nasenscheidewand, können Erkrankungen der Nasennebenhöhlen zur Folge haben. Im Bereich der Ernährung sind die Krankheitsursachen in der Bildung von zu viel Ama und zu schwerem Essen zu suchen. Da die Schleimhäute des Nasenrachenraums, der Bronchien, der Mundhöhle und des Verdauungssystems entwicklungsbiologisch gesehen aus dem gleichen Gewebe hervorgegangen sind, reagieren sie in vielen Situationen gleichzeitig. So haben Nahrung und Verdauungsfunktion einen direkten Einfluss auf die Schleimhäute der Nasennebenhöhlen und der oberen Luftwege.

Zunächst sollten natürlich die entzündeten Nasennebenhöhlen behandelt werden, denn sie sind ja die Ursache für Ihre Beschwerden. Dabei ist es wichtig, dass Sie sich die Zusammenhänge zwischen der Gesundheit der Nasennebenhöhlen und der Psyche, der Ernährung und der Verdauung vor Augen führen.

Ama reduzieren
Wenn sich viel Ama angesammelt hat, was bei Erkrankungen der Nasennebenhöhlen oft der Fall ist, wirken die ayurvedischen Ausleite- und Fastenmaßnahmen oft wahre Wunder. Auf Seite 43 ff. werden dazu einige Empfehlungen gegeben. Lassen Sie sich jedoch im Bedarfsfall auch ärztlich beraten!

Heißes Wasser
Die Heißwasser-Trinkkur (Seite 45) ist auch hier eine Basismethode, die viel Erleichterung bringt.

Nasenreflexöl
Massieren Sie fünf- bis zehnmal täglich einen Tropfen ayurvedisches Nasenreflexöl MP 16 (Seite 132 f.) sanft in beide Nasenöffnungen ein. Es aktiviert den Schleimhautstoffwechsel, fördert die Sekretion, öffnet die Srotas, die Schleimhautkanäle, und stärkt die lokale Abwehrkraft.

Früh schlafen
Gehen Sie zeitig zu Bett, wenn möglich noch vor zehn Uhr abends! Ruhe und Erholung sind wichtige Heilmittel, denn sie stärken die Widerstandsfähigkeit.

Gewürztee
Hilfreich bei Nasennebenhöhlenentzündungen ist auch diese Teemischung: Überbrühen Sie jeweils einen Teelöffel Nelken, Anis und Süßholz und jeweils einen halben Teelöffel Ingwerpulver und Kardamom mit einer Kanne heißem Wasser, lassen es fünf Minuten ziehen, seihen es ab und trinken mehrmals täglich schluckweise eine Tasse.

Kopfdampfbad
Sehr wohltuend wirkt auch das bewährte Kopfdampfbad mit folgenden Zusätzen, die Sie wahlweise verwenden können: einige Tropfen ayurvedisches Minzöl (MA 634, Seite 132), eine Abkochung aus Thymian, Kamille und Lavendel oder einige Tropfen Eukalyptusol.

Nach dem Kopfdampfbad tränken Sie eine Kompresse mit dem Dampfbadwasser (dazu ein kleines Handtuch eintauchen) und legen sie auf den Nacken. Sie verspüren unmittelbar eine wohltuende Öffnung der Nasennebenhöhlen, und die Kopfschmerzen gehen zurück.

Die Nackenkompresse nach dem Kopfdampfbad öffnet die Nebenhöhlen und lindert spürbar Kopfschmerzen.

Kapha-Tee

Um den festsitzenden Schleim zu lösen, ist Kapha-Tee, mehrmals täglich eine Tasse, ein wirksames und einfaches Mittel.

Ansteigendes Fußbad

Achten Sie auf warme Füße, und gönnen Sie sich einmal täglich ein ansteigendes Fußbad. Die Wärme hilft Apana-Vata, ein Subdosha von Vata (Seite 28), zu öffnen, das seinen Sitz im unteren Bauchraum hat und am häufigsten Vata-bedingte Nasennebenhöhlenerkrankungen verursacht.

Pancha Karma

In schweren und chronischen Fällen ist Pancha Karma (Seite 46 ff.) die Therapie der Wahl. Besonders in Verbindung mit Nasya (Seite 48), das die Nebenhöhlen freimacht, die Schleimhäute intensiv anregt und auch alte Nasennebenhöhlenleiden auskurieren kann.

Zur Ernährung

Da bei Nasennebenhöhlenentzündungen Kapha überwiegt, sollten Sie jetzt die Nahrungsmittel weglassen, die dieses Dosha mehren. Dazu gehören Milch- und Sauermilchprodukte wie Joghurt, Kefir und Quark. Generell ist alles, was tierisches Eiweiß enthält, nicht empfehlenswert, also auch Käse, Wurst und Fleisch. Den Bedarf an Eiweiß können Sie sehr gut mit Lassi und vor allem mit Dhals decken. Bevorzugen Sie Gemüse, leichte Reisgerichte, Früchte und leichtes trockenes Brot wie Knäcke! Viele köstliche Rezepte hierzu finden Sie in „ Die köstliche Küche des Ayurveda" (Seite 137). Milch vermehrt Kapha und führt im Rohzustand zu vermehrter Schleimbildung. Verdünnt und mit Gewürzen wie Zimt, Ingwer, Kurkuma und Kardamom versetzt und kurz aufgekocht ist Milch jedoch viel bekömmlicher, stärkt und gleicht Vata-Probleme aus, ohne Kapha im Übermaß zu erhöhen.

Lassi

Da bei Nasennebenhöhlenentzündungen häufig Agni, die Verdauungskraft, geschwächt ist und sich Kapha in den Nebenhöhlen ansammelt, empfiehlt sich zur Stärkung von Agni und zur Sanierung der Darmflora, die häufig gestört ist, Lassi (Seite 101).

Nasentropfen

Die Nasentropfen MP 16 (Seite 132 f.) lösen sehr gut den Schleim aus Nase und Nebenhöhlen, regen den Stoffwechsel in den Nebenhöhlen wieder an und entfernen Kapha und Toxine. Reiben Sie mehrmals täglich mit Ihrem kleinen Finger einen Tropfen davon in den rechten und linken Nasenvorhof!

Ayurvedisches Kombinationsmittel

Für die ayurvedische Heilpflanzenkombination MA 290 (Seite 131) gegen Nasennebenhöhlenentzündung, chronischen Husten und Polypen, beträgt die Standarddosis für Erwachsene dreimal täglich eine Tablette. In akuten Fällen können Sie auch bis zu dreimal drei Tabletten pro Tag, am besten mit handwarmem Honigwasser, einnehmen.

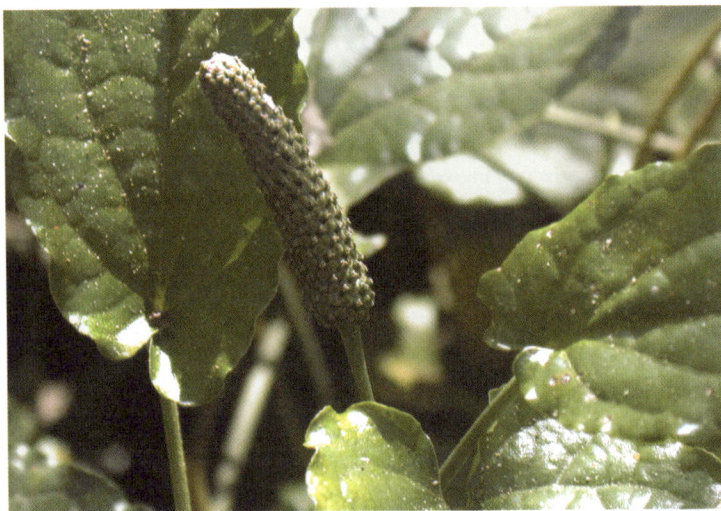

10: Pippali, Langkornpfeffer, ist Bestandteil vieler ayurvedischer Rezepturen und gilt als natürliches Rasayana.

Kiefergelenkbeschwerden

Auch Verspannungen des Kiefergelenks können Kopfschmerzen auslösen. Meist sind die Schmerzen auf eine Seite beschränkt und strahlen bis in die Ohren und den Kiefer aus. Ursachen der Beschwerden im Kiefergelenk können entzündliche Allgemeinkrankheiten wie Rheuma, Arthrose, aber auch Kieferokklusionsstörungen sein (so bezeichnet man einen „Fehlbiss", Störungen beim Zusammenbeißen der Zähne, wenn Ober- und Unterkiefer nicht richtig schließen; hervorgerufen durch Zahnregulierung oder das Ziehen von Zähnen). Darüber hinaus können auch innere Spannungen zu Beschwerden im Kiefergelenkbereich führen, beispielsweise Zähneknirschen und festes Zusammenbeißen der Zähne; sie sind ein deutliches Anzeichen dafür, dass „jemand eine ganze Menge zu knabbern hat".

Kopf- und Nackenmassage

Eine der wichtigsten Anwendungen des Ayurveda ist das Abhyanga (Seite 54 f.), die Ganzkörpermassage mit hochwertigen Pflanzenölen. Sie ist eine universale Hilfe bei vielen Erkrankungen und schafft ein anhaltendes geistiges und körperliches Wohlbefinden.

Zur Behandlung des Kiefergelenks müssen Sie nicht den ganzen Körper massieren, sondern können die Ölmassage auf Nacken und Kopf beschränken. Sie regt den Kreislauf an, lockert die verspannte Kiefermuskulatur und wirkt beruhigend und entspannend auf das gesamte Nervensystem

Den Tag früh und entspannt beenden

Lassen Sie Ihre Abende möglichst entspannt ausklingen, vielleicht mit einem Spaziergang, schöner Lektüre oder harmonischer Musik. Es ist wichtig, dass Sie den Stress und die aufregenden Ereignisse des sich neigenden Tages nicht mit in die Nacht nehmen. Denn unter Umständen macht der Stress sich während Ihres Schlafes wieder in Anspannungen des Kiefergelenks „Luft". Versuchen Sie auch rechtzeitig, am besten vor zehn Uhr, schlafen zu gehen. Der Schlaf vor Mitternacht ist der tiefste und damit auch der erholsamste.

> Kiefergelenkprobleme können Sie selbst aufspüren, indem Sie beim Öffnen und Schließen des Mundes die Gelenkfunktion prüfen. Legen Sie die Fingerspitzen auf beiden Seiten gleichmäßig auf, und testen Sie so Verspannungen und Seitenunterschiede bei der Kieferbewegung!

Lockerungsübungen

Versuchen Sie mehrmals am Tag Ihren Kiefer zu lockern, indem Sie den Unterkiefer seitlich hin- und herbewegen oder Ihre Lippen so formen, als wollten Sie Vokale wie a, o, u oder e aussprechen.

ZUM ZAHNARZT

Unter Umständen sollten Sie einen Besuch beim Zahnarzt machen, um einen eventuell vorhandenen Fehlbiss oder eine andere Störung im Kieferbereich diagnostizieren und regulieren zu lassen. Auch wenn Ihren Kiefergelenkbeschwerden eine rheumatische Erkrankung zugrunde liegt, sollte diese natürlich behandelt werden.

Regelmäßige Entspannung

Neben lokalen Lockerungs-Übungen sind auch Entspannungsmethoden wie Yoga (Seite 45) oder Transzendentale Meditation (Seite 49 ff.) dazu geeignet Verkrampfungen im Kieferbereich zu lösen und so Ihre Beschwerden zu lindern.

Amalgambelastung

Das am häufigsten verwendete Material für Zahnfüllungen ist Amalgam. Es ist preiswert herzustellen und erfüllt die Anforderung der Krankenkasse an eine zweckmäßige und günstige Versorgung. Seit einigen Jahren werden jedoch bei mehr und mehr Menschen Symptome einer Amalgam-Unverträglichkeit festgestellt, die bisweilen zu schweren gesundheitlichen Schäden führen. Amalgam ist deswegen so schädlich, weil es eine Legierung aus Quecksilber mit anderen Schwermetallen ist, die sich in fetthaltigen Strukturen, zum Beispiel in Hormondrüsen, Gehirn oder Leber, anreichern können. Besonders bei frischen Füllungen gelangen beim Essen und Trinken und nach dem Zähneputzen Quecksilberteilchen ins Blut und damit in den gesamten Körper. Dies kann nach einer Weile zu hohen Schwermetallbelastungen bis hin zur Amalgamvergiftung führen. Ganzheitlich orientierte Zahnmediziner weisen schon seit längerem auf die Gefahren durch Amalgam hin. Mittlerweile beschäftigt sich auch die Schulmedizin mit seinen schädlichen Auswirkungen: Nach einer Studie, die das deutsche Bundesforschungsministerium in Auftrag gegeben hat, schädigen Schwermetalle das Immunsystem und fördern auf diese Weise Autoimmunerkrankungen. Die Schwermetalle lagern sich im Nervensystem ab, aus dem sie nach bisheriger wissenschaftlicher Auffassung nicht entfernt werden können, weshalb sie unter Umständen eine lebenslange Behandlung nötig machen.

Typische Symptome der Amalgambelastung sind unter anderem Konzentrationsschwäche, Schlafstörungen, allgemeines Schwächegefühl, Müdigkeit, Unruhe, Schwindelgefühle sowie Depressionen und erhöhte Reizbarkeit. Auch Ohrgeräusche, Taubheitsgefühle im Gesicht, Verdauungsbeschwerden wie Durchfälle, Rückenschmerzen, Gelenk- und Gliederschmerzen werden oft beobachtet. Sehr häufig kommt es außerdem zu Kopfschmerzen, die meist sehr hartnäckig sind und bei denen sich die meisten Behandlungen als entsprechend erfolglos erweisen.

Die natürlichen und ganzheitlichen Therapien des Ayurveda können diesen massiven gesundheitlichen Belastungen jedoch erfolgreich entgegenwirken und die Beschwerden erheblich bessern. Auch schwere Folgeschäden können mit Hilfe ayurvedischer Heilmittel verhindert werden. Erfahrungen aus der Praxis der Ayurveda-Ärzte bestätigen dies immer wieder.

Pancha Karma

Als besonders erfolgreich hat sich das Pancha Karma (Seite 46 ff.) erwiesen, die traditionelle ayurvedische Reinigungs- und Entgiftungstherapie. Sie wird ambulant oder stationär über zwei bis vier Wochen unter ärztlicher Leitung angewendet und führt bei vielen Patienten zu einer erheblichen Besserung oder lang anhaltenden Beschwerdefreiheit. Die Ölgussbehandlungen und Ölmassagen am ganzen Körper bringen unter anderem Gifte im Körper in Lösung, unterstützen die Organe in ihrer Entgiftungstätigkeit und regen den Ausscheidungsstoffwechsel der Haut an. Bei einer Untersuchung von Ölproben, die bei einer Patientin vor und nach der Behandlung entnommen wurden, fanden sich in dem Öl nach der Massage erhebliche Mengen an Quecksilber, ein Bestandteil von Amalgam – ein eindeutiger Hinweis darauf, dass die Behandlungen des Pancha Karma die Ausscheidung von Schwermetallen über die Haut aktivieren und fördern.

Nasya

Sehr wirkungsvoll ist auch das Nasya (Seite 48), eine Teilanwendung des Pancha Karma. Diese aufwendige Kopfbehandlung führt in der Regel zu einer deutlichen Besserung der Beschwerden bei einer erhöhten Schwermetallbelastung durch Amalgam, wenn diese vor allem im Kopfbereich lokalisiert sind.

▨ Cluster-Kopfschmerzen

Die typischen Schmerzattacken bei Cluster-Kopfschmerzen häufen sich zu bestimmten Zeiten. Daher auch ihr Name, denn „cluster" kommt aus dem Englischen und bedeutet Gruppe oder Bündel. Sie treten in Serien, den so genannten Cluster-Perioden, auf, die Wochen bis Monate dauern können. Die Monate oder Jahre dazwischen sind vollkommen beschwerdefrei. Cluster-Kopfschmerz wird auch die „Migräne der Männer" genannt, weil er überwiegend bei Männern auftritt.

Die Anfälle bei dieser Form von Kopfschmerz sind sehr schwer und immer streng einseitig im Bereich der Augenhöhle, an der Stirn und der Schläfe. Manche Patienten beschreiben sie als Gefühl, ein glühendes Messer werde ins Auge gestoßen. Die einzelnen Schmerzattacken dauern von wenigen Minuten bis zu drei Stunden; manchmal treten sie nur jeden zweiten Tag auf, oft sind es jedoch auch bis zu acht Attacken pro Tag. Die Schmerzen sind meist von einer Rötung der Augen, einer vermehrten Tränenabsonderung des Auges sowie einer verstopften Nase oder wasserhellem Schnupfen begleitet. Während der Anfälle sind die Patienten oft sehr unruhig. Sie können nicht sitzen, laufen herum oder schaukeln mit dem Oberkörper.

Auch beim Cluster-Kopfschmerz ist die genaue Ursache bislang unbekannt. Man weiß aber, dass Alkohol und Nikotin die Schmerzattacken auslösen können. Auch eine Blendung der Augen und der Aufenthalt in großer Höhe können die Ursachen sein. Bei allen Patienten hat sich jedoch gezeigt, dass sie für diese Faktoren nur dann empfänglich sind, wenn sie sich gerade in einer Cluster-Periode befinden.

Aus ayurvedischer Sicht vereinen sich bei Cluster-Kopfschmerzen mehrere Störungen zu diesem sehr schmerzhaften Krankheitsbild. Eine wesentliche Rolle spielen Toxine, die durch unvollständige Verdauung und Verwertung von Nahrung entstehen. Untersucht man Patienten auch nach ayurvedischen Kriterien, so findet man immer deutliche Hinweise für ein gestörtes Agni, aus dem Ama entsteht, das die negativen Eigenschaften von Pitta annimmt. Ein kleiner „Wirbelsturm" bei Apana-Vata, einem Subdosha von Vata, bläst dann diese Körpergifte nach oben in die Blutge-

Aus ayurvedischer Sicht vereinen sich bei Cluster-Kopfschmerzen mehrere Störungen als Ursache Schmerz: Verdauungstoxine, Pittaentgleisung und Apana-Vata-Anregung.

fäße im Kopf und verursacht dort die typischen Kopfschmerzattacken. Kennzeichnend für diesen Entstehungsprozess ist, dass Alkohol und Nikotin, beides Pitta-vermehrende Genussmittel mit Toxincharakter, den akuten Anfall auslösen.

Ebenso wie bei der Trigeminusneuralgie hat die moderne Schulmedizin bei der Behandlung des Cluster-Kopfschmerzes relativ große Probleme. Meist werden starke Schmerzmittel verordnet, in erster Linie Kortison, die den Patienten mit ihren Nebenwirkungen aber zusätzlich belasten. Diese Medikamente bewirken zwar eine vorübergehende Linderung der Symptome, führen jedoch nicht zur anhaltenden Besserung oder Heilung. Die ganzheitlichen Behandlungsweisen des Maharishi Ayur- Veda bewirken dagegen eine deutliche Besserung der Cluster-Kopfschmerzen und bringen dem Patienten in körperlicher wie seelischer Hinsicht Erleichterung.

Pancha Karma

Eine sehr wirkungsvolle Hilfe, um diese Krankheit grundlegend auszuheilen, ist das Pancha Karma, die traditionelle ayurvedische Reinigungs- und Entgiftungstherapie (Seite 46 ff.). Sie führt bei den meisten Patienten zu fast völliger Beschwerdefreiheit. Die Ölgussbehandlungen und Ölmassagen am ganzen Körper lösen Schlackenstoffe und verringern so die Ama-Ansammlung im Körper. Sie stärken die Verdauungskraft und steigern das körperliche und seelische Wohlbefinden. Da sie eine totale Entspannung herbeiführen, wird auch Vata beruhigt.

Agni stärken

Da dieser Kopfschmerzform, wie bereits erwähnt, auch ein geschwächtes Verdauungssystem zugrunde liegt, sollten Sie eine leichte und ausgewogene Kost bevorzugen und sich mit den Grundprinzipien der ayurvedischen Ernährung vertraut machen. Informationen zu empfehlenswerten Büchern und Kursen über ayurvedische Ernährung finden Sie auf Seite 137.

Keine Genussmittel

Wie schon erwähnt, können Alkohol, Nikotin und andere Genussmittel die Cluster-Kopfschmerzattacken auslösen. Versuchen Sie deshalb, vollkommen auf ihren Genuss zu verzichten! Auch Kaffee und schwarzen Tee sollten Sie eher meiden. Das ist natürlich keine Angelegenheit von ein paar Tagen, doch wenn Sie die positiven Auswirkungen auf Ihren Körper und Ihre Kopfschmerzen spüren, wird es Ihnen sicher leichter fallen. Wenn es Ihnen gar nicht gelingen will, auf diese Genussmittel zu verzichten, dann wenden Sie sich an einen Ayurveda-Arzt. Er kennt bewährte Strategien, um auf sanfte, fast unbemerkte Art davon loszukommen.

Natürlicher Lebensrhythmus

Lassen Sie sich von den Rhythmen der Natur inspirieren, und versuchen Sie, mit ihnen zu leben, indem Sie nach und nach die Empfehlungen zur ayurvedischen Tagesroutine (Seite 52 ff.) in die Gestaltung Ihres Alltags einbeziehen!

Entspannung

Gerade bei Cluster-Kopfschmerzen ist es wichtig, dass Sie sich selbst die Möglichkeit geben zur Ruhe zu finden. Planen Sie deshalb regelmäßige Ruhe- und Arbeitsphasen in Ihren Tagesablauf ein! Wirksame Methoden zur Entspannung sind Transzendentale Meditation (Seite 49 ff.), Yoga (Seite 45) und Prana Yama (Seite 56).

Ayurvedische Medikamente

Zur langfristigen Behandlung von Cluster-Kopfschmerzen kann Ihnen Ihr Ayurveda-Arzt wirksame Kräuterpräparate geben, die alle genannten Störungen von Grund auf angehen, jedoch stets individuell verordnet sein müssen.

Einige Tipps zur Behandlung akuter Beschwerden

Ist der Anfall einmal in Gang gekommen, dann ist es nicht so einfach, ihn ohne Schmerzmittel zu unterbrechen. Einige Maßnahmen werden Ihnen aber, vor allem wenn Sie diese gleich zu Beginn der Kopfschmerzattacke anwenden, deutliche Erleichterung verschaffen:

- Ghee in die Nase: Reiben Sie mit dem kleinen Finger eine etwa reiskorngroße Menge Ghee (Seite 81) in den rechten und linken Nasenvorhof ein! Hier liegt ein Reflexzentrum zur Beruhigung von Vata und zur Regulierung von Agni. Das Butterreinfett kühlt und beruhigt.
- Heißes Wasser: Trinken Sie in kleinen Schlucken etwa alle zwei Minuten vorschriftsmäßig zubereitetes heißes Wasser (Seite 45). Es leitet

sofort Gifte aus, beruhigt die Schmerzen und bringt den „Apana-Vata-Wirbelsturm" zur Ruhe.

- Pitta-Teebeutel-Auflage: Kochen Sie eine kleine Kanne Pitta-Tee, lassen ihn kurz ziehen und legen den Teebeutel, nachdem er abgekühlt ist, als Kompresse über dem geschlossenen schmerzenden Auge auf! Zur Unterstützung können Sie zusätzlich zwei bis drei Tassen Pitta-Tee trinken.

- Warme Füße: Sorgen Sie sofort für warme Füße! Am wirksamsten ist ein ansteigendes Fußbad, das den Anfall unterbrechen kann. Es öffnet Apana-Vata nach unten, kehrt dieses zentrale Funktionsprinzip also in seine eigentliche Richtung um und nimmt so den Vata-Druck vom Kopf weg.

- Triphala-Pulver: Kochen Sie einen Esslöffel Triphala-Pulver (MA 505, Seite 131) in Wasser (eine Tasse) fünf Minuten auf, lassen dies etwas abkühlen und trinken dann die gesamte Menge schluckweise! Triphala stärkt Agni, bindet Gifte und scheidet sie aus. Es besteht aus drei ayurvedischen Früchten, von denen eine, die Amla-Frucht, heilend auf die Augen wirkt und in diesem akuten Schmerzanfall also auch direkt dem Auge zu Hilfe kommt.

Kopfschmerzen durch Genussmittel und Giftstoffe

Alkohol

Ein fröhlicher Abend mit Freunden, es wird viel geredet, gelacht und auch getrunken. Am nächsten Morgen ist es dann wieder mal so weit: Im Kopf klopft und brummt es, so als wolle er im nächsten Augenblick zerspringen, der Magen meldet sich schmerzhaft zu Wort, Schwindelgefühle machen das Aufstehen umso schwerer. Die Kopfschmerzen und die Übelkeit werden zu unangenehmen Begleitern für den ganzen Tag.

Alkohol wirkt über einen zentralen Mechanismus gefäßerweiternd; schon drei Stunden nach dem Genuss größerer Mengen können sich Kopfschmerzen einstellen. Sinkt dann der Alkoholspiegel ab, treten durch die Abbauprodukte des Alkohols meist Kopfschmerzen, Übelkeit und Schwindel auf – der klassische „Kater".

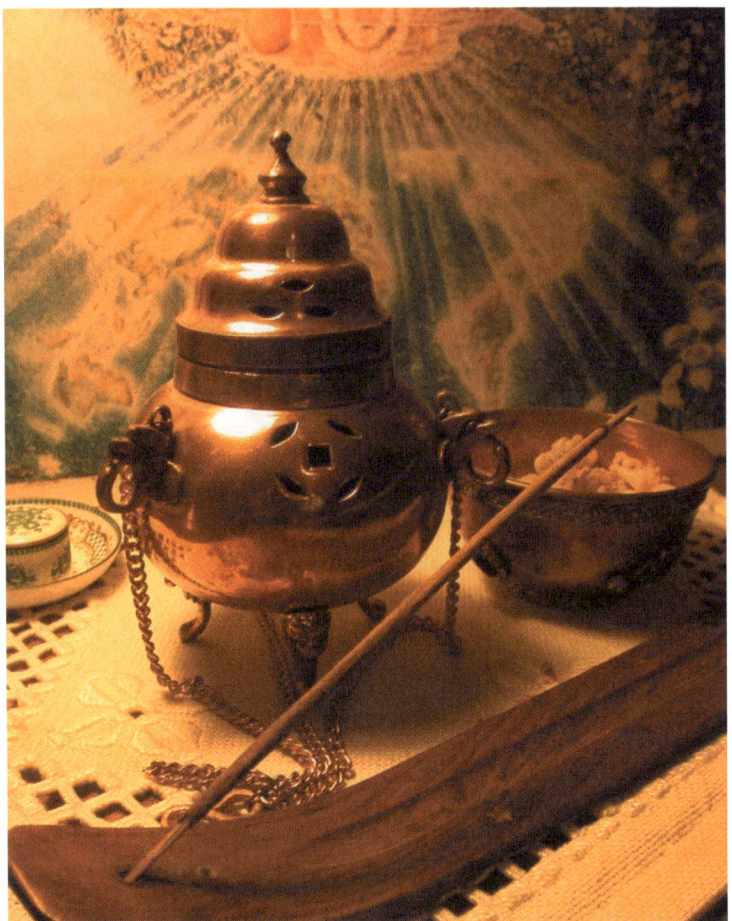

11: Aromen harmonisieren Umwelt, Geist und Seele. Räucherstoffe wie Sandel oder Weihrauch, Aromen, die auf die Doshas abgestimmt sind, balancieren die Bioenergien und neutralisieren Spannungen in der Atmosphäre.

Eine hervorragende, wirksame und vor allem natürliche Alternative zu Schmerzmitteln wie Aspirin bieten hier ayurvedische Heilpflanzen-mischungen und Behandlungen:

Pitta-Tee

Eine gute Hilfe ist Pitta-Tee, von dem Sie gleich nach dem Aufstehen und über den Tag verteilt mehrere Tassen in kleinen Schlucken trinken sollten.

Heißes Wasser

Auch heißes Wasser in kleinen Schlucken genossen erleichtert und lindert die Kopfschmerzen.

Abhyanga

Nahezu „Wunder" wirkt eine Ganzkörperölmassage mit gereiftem Sesamöl (Seite 54). Sie regt Kreislauf und Stoffwechsel an, unterstützt die Organe in ihrer Entgiftungstätigkeit und lindert auf diese Weise rasch die Nachwehen des Alkoholgenusses. Nach dem Abhyanga nehmen Sie eine heiße Dusche oder ein heißes Bad, und Sie werden sich bestimmt um einiges besser fühlen.

Nasentropfen

Versuchen Sie es zusätzlich mit MP-16-Nasentropfen (Seite 132 f.), von denen Sie mehrmals täglich einen kleinen Tropfen in jedes Nasenloch geben. Sie werden rasch eine angenehme Erleichterung Ihrer Kopfschmerzen verspüren.

Lassi

Ein Kater zieht meist auch Beschwerden im Magen-Darm-Trakt nach sich. Zur Stärkung von Agni und zur Sanierung der Darmflora sollten Sie sich daher ein Lassi zubereiten (Seite 101).

Nikotin

Jeder Raucher weiß aus eigener leidvoller Erfahrung: Der blaue Dunst, besonders wenn davon intensiv Gebrauch gemacht wird, kann unangenehme Kopfschmerzen verursachen. Denn Nikotin führt zu Durchblutungsstörungen und einer Verengung der Blutgefäße, vor allem der Herzkranzgefäße und der Gefäße im Gehirn. Bei bestimmten Kopfschmerzformen wie Migräne (Seite 82 ff.) oder Cluster-Kopfschmerzen (Seite 118 ff.) kann Nikotin auch der Auslöser der Schmerzattacken und Anfälle sein. Es ist ein Gift, das massiv freie Radikale freisetzt. Zur Vorbeugung und Behandlung bietet sich hier eigentlich nur eines an: Sie sollten versuchen, mit dem Rauchen aufzuhören.

Bewusst rauchen

Versuchen Sie nicht, das Rauchen mit bloßer Willenskraft zu beenden, sondern werden Sie sich als erstes dessen bewusst, was Sie an einer Zigarette wirklich schätzen. Sie verbinden damit ein Ritual, bei dem Sie in bestimmten „Schlüsselsituationen" wie beispielsweise Stress, einer angenehmen Unterhaltung oder nach dem Essen mehr oder minder unbewusst zur Zigarette greifen. Nun sollen Sie sich dieses Vorgangs wieder bewusst werden und beide Seiten des Rauchens erleben: zum einen die positive Seite, das, was Sie sich mit einer Zigarette geben möchten, und zum anderen die negative, die Sie im Moment des Rauchens bisher wenig oder gar nicht wahrgenommen haben.

Bei dieser Methode dürfen Sie, wenn Sie das Verlangen nach einer Zigarette überkommt, weiterhin rauchen. Sie sollen sie sich guten Gewissens gönnen, aber nur unter den beiden folgenden Bedingungen:

● Trinken Sie, bevor Sie sich die Zigarette anzünden, zwei bis drei Schlukke heißes Wasser (Seite 45). Wenn der Wunsch nach Zigaretten nach dieser Vorgabe bleibt, dürfen Sie rauchen, ansonsten aber warten Sie. Beim erneuten Wunsch trinken Sie wieder zuerst einige Schlucke

ABSCHIED VOM NIKOTIN

Im Maharishi Ayur-Veda wurde eine sehr erfolgreiche Methode entwickelt, entbehrungs- und "rückfallfrei" dem Rauchen zu entsagen.

Sie beruht auf der Vorstellung, dass wir von Natur aus grundsätzlich einen Zustand des inneren Glücks anstreben. Handlungen, die uns Glück und Freude bringen, führen wir gerne und ohne Anstrengungen durch. Negative, schmerzverursachende Erfahrungen versuchen wir zu vermeiden. Raucher verbinden mit ihrer Gewohnheit ein durchaus positives Erleben. Dass mit dieser positiven Seite ein schädlicher Einfluss verbunden ist, nehmen sie nicht so vordergründig oder gar nicht wahr. Wer raucht, sucht vielleicht Entspannung, einen Augenblick der Besinnung, Stärkung, Beruhigung und Trost. Er versucht, Stress abzureagieren, indem er sich rasch eine Zigarette anzündet und seine psychische Anspannung durch diese körperliche Handlung abbaut. Doch das, was ein Raucher wirklich sucht, kann er durch eine Zigarette nicht bekommen, weshalb ihn sein Verhalten zur Sucht führt — es sei denn, und das ist ganz wichtig bei dieser Methode, er wird sich über seine Handlung klar. Der Weg weg vom Nikotin führt selten über selbst auferlegte Entbehrung. Denn dabei kommt es eher zu einer Verlagerung des Bedürfnisses und zum baldigen Rückfall in das alte Muster.

heißes Wasser. Durch das heiße Wasser wird der Geschmackssinn merklich verbessert. Dies hilft, die schädlichen Stoffe einer Zigarette wieder zu „erschmecken". Außerdem beruhigt heißes Wasser Vata, und dadurch wird Stress verringert. Die kleine Pause beim Trinken trägt ebenso dazu bei, Anspannung abzubauen. Schon durch das Trinken an sich kann die Zigarettenmenge reduziert werden, denn es stillt orale Bedürfnisse; das Rauchen soll ja unter anderem das Verlangen befriedigen, etwas im Mund zu haben.

- Wenn das Verlangen auf die Zigarette nach dem Trinken bestehen bleibt, dann rauchen Sie! Tun Sie dies in Ruhe, mit Genuss und mit voller Aufmerksamkeit im Sitzen, ohne dabei einer anderen Beschäftigung nachzugehen! Während Sie rauchen, achten Sie auf die Wirkung des Nikotins auf Ihren Körper: Versuchen Sie, den Rauch in Ihrer Lunge, den Geschmack im Mund, die Empfindung auf der Zunge, im Magen oder anderswo zu spüren.

Sie werden erstaunt sein, wie sich mit diesen beiden einfachen Kunstgriffen die tägliche Zigarettenmenge ohne ein Gefühl der Entbehrung mühelos reduzieren lässt. Einige Patienten konnten damit innerhalb weniger Monate die Zigarettenmenge von sechzig Stück und mehr auf wenige pro Tag herabsetzen. Wenn Sie den Eindruck haben, das heiße Wasser schmeckt unangenehm, dann liegt das fast immer an Ihrem Zungenbelag und daran, dass die Geschmackspapillen der Zunge in ihrer Empfindungsfähigkeit durch das Nikotin beeinträchtigt sind. Das gibt sich nach kurzer Zeit. Sie werden feststellen, wie sich der Geschmack des Wassers, aber auch der Speisen, von Tag zu Tag verbessert.

Meditation

Eine der erfolgreichsten Methoden der natürlichen Raucherentwöhnung ist die Transzendentale Meditation (Seite 49 ff.). Eine Untersuchung an über fünftausend Personen ergab, dass nach einem Jahr regelmäßigen Meditierens nur noch ein Prozent der Männer und vier Prozent der Frauen rauchten, während zu Beginn der Therapie 34 Prozent der Männer und Frauen rauchten oder zumindest Gelegenheitsraucher waren.

Pancha Karma

Auch Pancha Karma (Seite 46 ff.) hilft, sich das Rauchen abzugewöhnen: Während der Kur stellen viele Patienten, auch wenn sie starke Raucher sind, ihren Nikotingenuss nach kurzer Zeit vollkommen ein oder reduzieren ihn erheblich. Sie werden dazu nicht aufgefordert, sondern hier scheint ein anderer Grund eine Rolle zu spielen: Viele Patienten empfinden es als unmöglich, ihre Zigarette in einer Atmosphäre von Gesundheit und Reinheit zu genießen. Die positive Seite des Rauchens würde gegenüber den unangenehmen Erscheinungen vollkommen zurücktreten.

Medikamente

Unter der Rubrik „Nebenwirkungen" steht es auf dem Beipackzettel vielfach schon zu lesen: Zahlreiche pharmazeutische Erzeugnisse können bei Daueranwendung Kopfschmerzen hervorrufen oder bereits bestehende in ihrer Intensität und Häufigkeit verstärken. In Betracht kommen hier vor allem Medikamente gegen rheumatische Erkrankungen, Schlaf- und Beruhigungsmittel, Präparate zur Senkung des Blutdrucks und zur Behandlung von Herzbeschwerden, Medikamente gegen Infektionen wie Antibiotika und Tuberkulosemittel sowie Hormonpräparate wie unter anderem auch die Anti-Baby-Pille. Geradezu paradox mutet die Tatsache an, dass vor allem Schmerzmittel bei ständiger Einnahme Kopfschmerzen verursachen können. Diese Schmerzen sind meist diffus, pulsierend und treten vor allem morgens auf, wenn der Schmerzmittelpegel im Blut über Nacht abgesunken ist. Besonders Frauen sind hier betroffen.

Falls Sie einen zeitlichen Zusammenhang Ihrer Kopfschmerzen, seien sie neu oder verstärkt aufgetreten, mit der Einnahme eines Medikaments feststellen, sollten Sie unbedingt mit Ihrem Arzt darüber sprechen. Nehmen Sie auf keinen Fall regelmäßig über einen längeren Zeitraum hinweg Kopfschmerzmittel ein! Fragen Sie Ihren Arzt immer nach der Zusammensetzung der Präparate, die er Ihnen verordnet: Je mehr Inhaltsstoffe sie enthalten, desto weniger sind sie geeignet.

Falls Sie einen zeitlichen Zusammenhang Ihrer Kopfschmerzen mit der Einnahme eines Medikaments feststellen, sollten Sie mit Ihrem Arzt sprechen, der darin eine mögliche Kopfschmerzursache aufdecken kann.

Schadstoffe aus der Umwelt

Nur am Rand erwähnt werden soll hier die Gefahr von gesundheitlichen Belastungen durch schädliche Substanzen aus unserer industrialisierten Umwelt, denn mit diesem Thema ließe sich wahrhaft ein ganzes Bücherregal füllen. Sie sollten jedoch berücksichtigen, dass zahlreiche chemische Substanzen akute Kopfschmerzen verursachen können. Als Beispiele seien hier Kohlenmonoxid, Arsen, Quecksilber (Seite 116 f.), Blei oder Benzin genannt. Auch die Luft in Wohn- und Büroräumen ist oft stark gesundheitsschädlich: durch Schadstoffe in Farben und Lacken, Tapeten und Tapetenkleber, Kunstfaserteppichböden, Formaldehyd in Pressspanplatten – diese Liste ließe sich problemlos erweitern. Versuchen Sie deshalb, selbst die Initiative zu ergreifen und wenigstens Ihre nächste Umgebung so schadstofffrei wie möglich zu halten, indem Sie nur Möbel, Teppiche und Tapeten aus natürlichen Materialien verwenden!

Die Zunahme schadstoffbedingter Erkrankungen hat mittlerweile einen neuen Berufsstand ins Leben gerufen: die Umweltmediziner. Sie sind Spezialisten im Bereich für Gesundheitsschäden durch die Umwelt und bieten ihre Hilfe häufig auch in Gestalt mobiler Ambulanzen an („Giftmobil" usw.).

Pancha Karma

Auch in Bezug auf Umweltschadstoffe haben sich die Anwendungen des Pancha Karma (Seite 46 ff.) in mehr als zehnjähriger Praxiserfahrung als sehr erfolgreich erwiesen, da sie Giftstoffe im Körper lösen, die Organe in ihrer Entgiftungstätigkeit unterstützen und den Ausscheidungsstoffwechsel der Haut anregen (Seite 117).

Die Therapie besteht zunächst in der Behandlung der Grunderkrankung. Es gibt natürlich auch hier eine Reihe wertvoller und ganzheitlicher ayurvedischer Therapien, die diesen Erkrankungen erfolgreich entgegenwirken können. Auf sie soll an dieser Stelle jedoch nicht im Einzelnen eingegangen werden.

Kapitel 5

Anhang

Liste der Nahrungsergänzungen

Die in diesem Buch angeführten Zubereitungen sind nicht Medikamente im pharmakologischen Sinn mit Wirkungen und Nebenwirkungen, sondern konzentrierte Nahrungsmittel, die unseren Körper an seine eigene ordnende Intelligenz erinnern. Sie sind nach traditionellen ayurvedischen Rezepturen entsprechend dem modernsten hygienischen Standard hergestellt und haben keinerlei schädliche Nebenwirkungen. Alle hier angeführten Zubereitungen können bei Zimmertemperatur aufbewahrt werden und verlieren nach dem gesetzlichen Ablaufdatum allmählich an Wirkung. Zu Anwendung und Dosierung wenden Sie sich bitte an einen Maharishi-Ayur-Veda-Arzt!

▪ MA 4

Kräuterpaste, „Nektar"-Anteil von Amrit Kalash; beseitigt freie Radikale, ernährt und stärkt Geist und Körper, wichtigstes Rasayana.

Dosierung: 2 x 1 TL morgens und vor dem Schlafen, pur, mit oder in etwas heißer Milch. Für Diabetiker steht eine zuckerfreie Form in Kapseln zur Verfügung.

▪ MA 5

Kräutertabletten, „Ambrosia"-Anteil von Amrit Kalash; wasserlöslich, beseitigt freie Radikale, stärkt vor allem das Immunsystem, zusammen mit dem „Nektar"-Anteil (Kräuterpaste) wichtigstes Rasayana.

Dosierung: 2 x 1 Tablette mit warmem Wasser vor dem Frühstück oder Mittagessen und Abendessen.

▪ MA 154

Kräutertabletten mit verdauungsunterstützender Wirkung, stärken Agni, verbessern den Appetit, mindern Übersäuerung und Blähungen, regulieren den Stuhlgang und verbessern die Leber- und Bauchspeicheldrüsenfunktion.

Dosierung: 1 Tablette 15-30 Minuten nach der Mahlzeit mit Wasser oder Lassi einnehmen.

MA 290

Ayurvedisches Kombinationsmittel. Kräutertabletten zur Stärkung der Abwehrkraft an den Schleimhäuten der oberen Luftwege. Wirkt schleimlösend und abschwellend. Bewährtes Mittel zur Behandlung von Nebenhöhlen-, Mandel- und Bronchialerkrankungen und von so genannten Polypen bei Kindern.

Dosierung: Erwachsene 1-2 Tabletten 3 x täglich. Kinder 2-3 Tabletten (bei Polypen genügt oft eine halbe Tablette zur Nacht).

MA 471

Kräutertabletten mit günstiger Langzeitwirkung auf Typ-II-Diabetes.

Dosierung: 2 x 1-2 Tabletten mit Wasser vor dem Frühstück und Abendessen.

MA 505

Triphala. Kräuterpaste, besteht aus Extrakten von Haritaki, Bibhitaki und Amalaki, den drei berühmten ayurvedischen Früchten, die in vielen Kräutermischungen enthalten sind und vielfältige Wirkungen entfalten. Triphala ist eine der am meisten verwendeten ayurvedischen Zubereitungen – ein Rasayana zur Stärkung und Reinigung des Magen-Darm-Trakts, zur Verbesserung der Sehkraft und zur unterstützenden Behandlung von Haut- und anderen Krankheiten.

Dosierung: 1-5 Tabletten (0,525 g) vor dem Schlafen mit Wasser zur Regulierung der regelmäßigen Ausscheidung.

MA 550

Kräuterpaste auf Ghee-Basis zum Einnehmen. Für alle Augenkrankheiten geeignet, insbesondere solche, die durch gestörtes Pitta verursacht sind. Besonders auch bei Sehschwäche zu empfehlen.

Dosierung: 2 x 1 TL täglich. Kann auch in Kapseln abgefüllt werden.

MA 579

Kräutertabletten zur Stärkung der Funktion von Leber und Galle, auch zur Entgiftung bei ständiger Belastung der Leber durch Alkohol oder leberschädigende Medikamente.

Dosierung: 2 x 1 Tablette mit Wasser vor dem Frühstück und Abendessen.

MA 628

Kräuteröl zur äußeren Anwendung bei Gelenk- und Muskelschmerzen.

Dosierung: 1-2 x täglich erwärmtes Öl (37 °C) sanft auf schmerzhafte
Stellen einmassieren.

MA 631

Kräutertabletten zur Stärkung der Verdauungskraft und des körpereigenen
Enzymsystems (= Agni), wichtiges Rasayana.

Dosierung: 3 x 1 Tablette mit warmem Wasser oder warmer Milch
30 Minuten vor oder nach dem Essen.

MA 634

Stark aromatisches Kräuteröl (Minzöl), vorwiegend zur äußeren Anwendung.

Dosierung: 1-2 Tropfen; äußerlich zur Inhalation, um die Atemwege
freizuhalten; zum Einreiben auf schmerzhaften Stellen (bei Kopf-, Mus-
kel- oder Gelenkschmerzen); innerlich (auf 1 EL Wasser) bei Übelkeit oder
leichten Herzbeklemmungen versuchsweise, bevor ein Medikament zum
Einsatz kommt.

MA 682

Kräuterpulver, in erster Linie gegen Hautkrankheiten zur äußeren Anwendung, aber auch gegen akute Schmerzzustände wie Verrenkung und
Sehnenansatzschmerzen nach Überanstrengung.

Dosierung: Zu dicker Paste mit Wasser anrühren. Bei Schmerzen auf
die betroffene Stelle tragen, mit etwas Cellophanfolie abdecken, verbinden und über Nacht einwirken lassen. Gegebenenfalls erneuern.

MA 728

Kräuterbalsam mit ätherischen Ölen zur äußeren Anwendung. Bei Ver-
stauchung, Muskel- und Gelenkschmerzen, Kopfschmerz und Migräne.

Dosierung: Bei Bedarf sanft auf die schmerzenden Stellen massieren.

MP 16

Nasenreflexöl. Bei täglicher Anwendung verbessert es die Abwehrkräfte
im Hals-Nasen-Ohren-Bereich, stimuliert die Durchblutung des Kopfes
und die Tätigkeit der hormonbildenden Hypophyse.

Dosierung: 1-2 Tropfen auf die linke Handfläche geben, mit dem Zeigefinger der rechten Hand in die Nasenlöcher einstreichen, bei sanftem Druck auf die Nasenflügel vorsichtig aufschnupfen, bis ein leichter Reiz spürbar ist. Dann gut ausschnäuzen und gurgeln.

■ Bezugsquellen:

Deutschland:
MTC
Maharishi Technology Corporation B.V.
Postfach 1126
D-41845 Wassenberg
Tel.: 01805-108109
Fax: 01805-110

Österreich:
Maharishi Ayur-Veda GmbH
Biberstraße 22/2
A-1010 Wien
Tel.: 0043-1-5127859
Fax: 0043-1-5139660

Maharishi Ayur-Veda Gesundheitszentrum
Bahnhofstraße 19
A-4910 Ried im Innkreis
Tel.: 0043-7752-88110
Fax: 0043-7752-866224

Schweiz:
M.A.P.
Dr. Oliver Werner
CH-6377 Seelisberg
Tel.: 0041-43312796
Fax: 0041-43315286

Zur Aussprache der Sanskrit-Wörter

Sanskrit (*sāmskrītā*), die alte indische Hochsprache, bedeutet „vervollstän-digt" oder „zusammengesetzt" (setzen/tun = krtā und zusammen = sām). Es ist in zwei Hauptgruppen unterteilt: das ältere vedische Sanskrit und das klassische Sanskrit.

Die übliche Sprechweise ist englisch-phonetisch: Die Vokale werden wie im Deutschen ausgesprochen. A, i, u sind kurz, ā, ī, ū sind lang, wer-den aber in diesem Buch nicht berücksichtigt, e und o werden immer lang ausgesprochen.

„Sh" als „sch"
(Shivā = Schiva) „V" als „W"
(Vātā = Wata)
„Ch" als »Tsch«
(Churna = Tschurna)
„J" als „Dsch"
(Rājās = Radschas)
„Y" als „J"
(Yoga = Joga)
„H" wie das deutsche H mit einem leisen Nachklang des vorangehenden Vokals.

Die Betonung erfolgt entsprechend der vorletzten Silbe. Ist diese lang, hat sie den Akzent, ist sie kurz, liegt der Ton auf der drittletzten Silbe.

Adressen und Bücher

■ **MAV-Gesundheitszentren:**

Deutschland:

Maharishi Ayur-Veda
Gesundheitszentrum
Iserbrookerweg 56
D-22589 Hamburg
Tel.: 040-452080
Fax: 040-447697

Maharishi Ayur-Veda
Gesundheitszentrum
Wilhelm-Busch-Str. I
D-49661 Cloppenburg
Tel.: 04471-81218 o. 5654
Fax: 04471-81219

Maharishi Ayur-Veda
Gesundheitszentrum Lüchtefeld
Gesekerstr. 8
D-59590 Mönninghausen
Tel.: 02942-78558
Fax: 02942-57248

Maharishi Ayur-Veda Gesundheitszentrum Parkschlösschen Bad Wild-
stein
Wildbadstr. 201
D-56841 Traben-Trarbach
Tel.: 06541-7050
Fax: 06541-705120
e-mail: **info@parkschloesschen.de**
www.parkschloesschen.de

Maharishi Ayur-Veda Gesundheits-
und Seminarzentrum
Am Robert-Kampe-Sprudel
D-56130 Bad Ems
Tel.: 02603-94070
Fax: 02603-3122
e-mail: **mav-badems@t-online.de**
www.ayurveda-badems.de

Maharishi Ayur-Veda Gesundheits-
zentrum Am Starnberger See GmbH
Hindenburgstr. 21
D-82343 Pöcking
Tel.: 08157-7133 o. 7152
Fax: 08157-7068

Österreich:

Maharishi Ayur-Veda
Gesundheitszentrum
Bahnhofstr. 19
A-4910 Ried
Tel.: 0043-7752-88110
Fax: 0043-7752-866224
e-mail: **mahagan@magnet.at**

Maharishi Ayur-Veda Gesundheitszentrum Hotel Schloss Pichlarn
A-8952 Irdning/Ennstal
Tel.: 0043-3682-228410
Fax: 0043-3682-2284116
e-mail: **office@ayur-veda.at**
www.ayur-veda.at

Maharishi Ayur-Veda
Gesundheitszentrum
Biberstr. 22/1
A-1010 Wien
Tel.: 0043-1-5127859
Fax: 0043-1-5139660

Schweiz:

Maharishi Ayur-Veda
Gesundheitszentrum
CH-6377 Seelisberg
Tel.: 0041-41-8205750
Fax: 0041-41-8205286
e-mail: **info@mav-seelisberg.ch**
www.mav-seelisberg.ch

■ **Die Adressen von Ärzten mit ayurvedischer Zusatzausbildung erhalten Sie bei der:**

Deutschen Gesellschaft für Ayurveda
Wildbadstr. 201
D-56841 Traben-Trarbach
Tel.: 06541-5817
Fax: 06541-811982
e-mail: **ayur-veda@net-art.de**
www.ayurveda.de

■ **Ausbildung für Ärzte und medizinische Heilberufe:**

Akademie der Deutschen Gesellschaft
für Ayurveda
Kontaktadresse:
Wildbadstr. 201
D-56841 Traben-Trarbach
Tel.: 06541-5817
Fax: 06541-811982
e-mail: **ayur-veda@net-art.de**
www.ayurveda-seminare.de

■ **Transzendentale Meditation (TM)**

Grundkurse für Transzendentale Meditation schließen neben der eigentlichen Meditationstechnik auf Wunsch auch Yoga-Asanas und ayurvedische Körper- und Atemübungen ein. Die Kurse werden in allen Maharishi Ayur-Veda-Gesundheitszentren und zusätzlich in mehr als 100 Städten im deutschsprachigen Raum angeboten.
Die genaue Anschrift des TM-Lehrinstituts in Ihrer Nähe erhalten Sie bei:

Deutschland:

Maharishi Veda GmbH
Teichwiesen 33
D-49152 Bad Essen/Wittlage
Tel.: 01805-216421

Österreich:

Maharishi Ayur-Veda
Gesundheitszentrum
Biberstr. 22/1
A-1010 Wien
Tel.: 0043-1-5127859
Fax: 0043-1-5139660

Schweiz:

Schweizerische Vereinigung
für Maharishi Ayur-Veda
Postfach 3
CH-6377 Seelisberg
Tel.: 0041-41-8205122

■ **Lieferanten aller genannten ayurvedischen Produkte, Gandharva-Veda-Musikaufnahmen und Fachliteratur:**

Deutschland:

MTC
Postfach 1126
D-41845 Wassenberg
Tel.: 01805-108109 o. 02432-2494
Fax: 02432-939492
e-mail: **mtc@ayurveda-produkte.de**

Hannemann Versand
für ayurvedische Literatur und
Produkte
Im Branduhl 7
D-21354 Bleckede
Tel.: 05853-978988
Fax: 05853-9801100
e-mail: **LT565228@aol.com**

Österreich:

Maharishi Ayur-Veda
Gesundheitszentrum
Bahnhofstr. 19
A-4910 Ried
Tel.: 0043-7752-88110
Fax: 0043-7752-866224
e-mail: **mahagan@magnet.at**

Schweiz:

Ayur-Veda AG
Waldhaus
CH-6377 Seelisberg
Tel.: 0041-41-8205544
Fax: 0041-41-8205123
e-mail: **info@veda.ch**
www.veda.ch

■ **Buchempfehlungen:**

Die heilenden Klänge des Ayurveda
Dr. med. Ernst Schrott
Haug-Verlag, ISBN 3-8304-2055-2

Ayurveda für jeden Tag
Dr. med. Ernst Schrott
Mosaik-Verlag, ISBN 3-442-16131-2

Die köstliche Küche des Ayurveda –
Essen mit Leib und Seele
Über 250 Rezepte
Dr. med. Ernst Schrott
Mosaik-Verlag, ISBN 3-576-10512-3

Gesundheit aus dem Selbst –
Transzendentale Meditation
Dr. W. Schachinger / Dr. E. Schrott
J. Kamphausen Verlag, ISBN 3-933496-42-X

Natürlich schön mit Ayurveda
Dr. med. E. Schrott / Cynthia N. Bolen
Mit zahlreichen Rezepten zur Schönheits-
pflege
Mosaik-Verlag, ISBN 3-576-10728-2

Aufbruch zur Stille
Dr. med. Ulrich Bauhofer
Lübbe-Verlag, ISBN 3-7857-0873-4

Ayurveda Kursbuch für Mutter und Kind
Dr. Karin Pirc
Lübbe-Verlag, ISBN 3-453-13261-0

Den Alterungsprozess umkehren
Dr. Karin Pirc
J. Kamphausen Verlag, ISBN 3-933496-56-X

Menschlicher Körper – Ausdruck des Veda
und der vedischen Literatur
Dr. med. Tony Nader
MVU-Press NL, ISBN 90-71750-18-03

Weihrauch – die außergewöhnliche
Heilwirkung des indischen Weihrauch-
baumes
Dr. med. Ernst Schrott
Mosaik-Verlag, ISBN 3-576-11203-0

Zu den Autoren

Dr. med. Ernst Schrott

ist Arzt für Naturheilverfahren und Homöopathie in Regensburg und einer der renommiertesten Ayurveda-Ärzte Deutschlands. Seine umfassende Ausbildung in ayurvedischer Medizin erhielt er bei führenden Ayurveda-Ärzten Indiens. Er ist Autor zahlreicher Publikationen und Bestseller über Ayurveda und vedische Bewusstseinstechnologien. Dr. Schrott, Gründungsmitglied und Vorstand der Deutschen Gesellschaft für Ayurveda, bemüht sich seit Jahren in Vorträgen und Seminaren sowie in Rundfunk- und Fernsehsendungen um die Verbreitung des Maharishi Ayur-Veda.

Dr. med. Wolfgang Schachinger

Ist Arzt für Allgemeinmedizin und Leiter des Maharishi Ayur-Veda Gesundheitsentrums Ried im Innkreis / Oberösterreich, in dem alle 20 Ansätze des Maharishi Ayur-Veda einschließlich der Pancha Karma Reinigungskur angeboten werden. Dr. Schachinger, erfolgreicher Buchautor, Referent und Seminarleiter, ist ebenfalls einer der erfahrensten Ayurveda-Ärzte im deutschsprachigen Raum. Er ist Gründungsmitglied der Österreichischen Gesellschaft für ayurvedische Medizin.

Die beiden Autoren gehören zu den Pionieren des Ayurveda in Europa. Sie leiten die Akademie der Deutschen Gesellschaft für Ayurveda, eine Einrichtung, die sich um eine professionelle Ausbildung für Ärzte und medizinische Heilberufe sowie für medizinische Laien in vedischer Medizin bemüht.

Hinweis an die Leser

Dieses Buch ist nicht für die Diagnose, die Erteilung ärztlicher Verordnungen oder zur Therapie bestimmt. Die Behandlung schwerer Erkrankungen verlangt die genaue Analyse durch einen Arzt, der ein auf die Krankheit zugeschnittenes Behandlungsprogramm zusammenstellen wird.

Verlag und Autoren können keinerlei Haftung für etwaige Schäden übernehmen, die sich aus der praktischen Umsetzung der in diesem Buch vorgestellten Anwendungen und Übungen ergeben. Jeder Leser sollte in eigener Verantwortung entscheiden, wie er mit den Informationen dieses Buches umgeht.

Notizen

Notizen

Alois M. Maier
Dr. med. Ernst Schrott

Erfolg

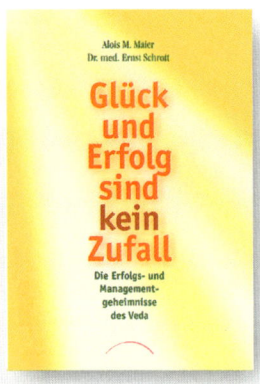

Vedisches Management baut auf der Erkenntnis auf, dass der Mensch Teil der Natur ist und ihm ihre Intelligenz und Organisationskraft vollständig zur Verfügung stehen. Es geht also darum, die Erfolgsprinzipien der Natur im eigenen Leben umzusetzen. Der erste Schritt besteht in der Einsicht, dass Glück das eigentliche Geheimnis des Erfolges ist und das betrifft alle Lebensbereiche des Menschen, nicht nur seinen beruflichen Erfolg. „Glücksmanagement" entspricht der Kunst, die Natur für sich arbeiten zu lassen. Der Kunst, weniger zu tun und mehr zu erreichen. Der Kunst, auf der Basis von Bewusstsein zu agieren, Intuition und Kreativität einzusetzen und klare Motivationen zu haben. Der Kunst, im Einklang mit seinem Dharma sowohl individuell als auch global Glück und Frieden zu erzeugen.

Alois M. Maier / Dr. med. Ernst Schrott:
Glück und Erfolg sind kein Zufall | 450 Seiten | ISBN 3-933496-62-4

J.Kamphausen

Dr. med. Wolfgang Schachinger
Dr. med. Ernst Schrott

Gesundheit

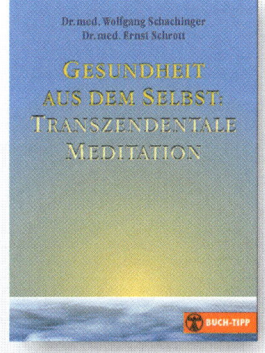

Die beiden Autoren, selbst niedergelassene Ärzte, unternehmen eine spannende Reise in das Reich des Bewusstseins und die Heilungsgeheimnisse des Körpers und entschlüsseln seinen kosmischen Bauplan. Sie zeigen, warum die Transzendentale Meditation wirkungsvoll ist und belegen dies an vielen Beispielen aus der medizinischen Praxis.

Sie führen den Leser aber auch auf eine kulturübergreifende Zeitreise, bringen ihm in Zitaten und Szenen Persönlichkeiten der Weltgeschichte und ihre Seinserfahrungen nahe. Sie veranschaulichen, dass es in allen Zeiten und Kulturen Menschen gegeben hat, die aus ihren spirituellen Erfahrungen wesentliche positive Impulse für ihr Leben geschöpft haben.

Dr. med. Wolfgang Schachinger / Dr. med. Ernst Schrott:
Gesundheit aus dem Selbst: Transzendentale Meditation | 200 Seiten | ISBN 3-933496-42-X

J.Kamphausen

Dr. Karin Pirc

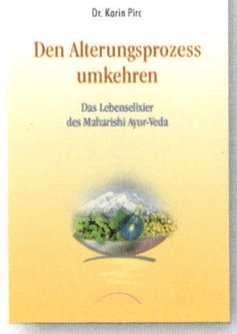

„Jung und gesund bis ins höchste Alter!"

...ein Wunsch, der wohl so alt ist wie die Menschheit selber, den fast jeder von uns kennt und der gerne ausgebeutet wird, um uns irgendetwas zu verkaufen – deshalb klingt dieser Satz auch so banal. So banal, dass er kaum dazu inspiriert, dieses Buch aufzuschlagen... Das wäre ein Fehler!

Die potente Formel: Man nehme den Ayur-Veda, die älteste Weisheits- und Gesundheitslehre der Menschheit, reinige sie in 25-jähriger Arbeit von allen Verkrustungen, vermähle sie mit den neuesten wissenschaftlichen Erkenntnissen der ganzheitlichen, westlichen Medizin und gebe viele Rezepturen, Anregungen zur Vorbeugung und zum Heilen hinzu.

Dr. phil. Karin Pirc ist Ärztin, promovierte Psychologin und Autorin verschiedener Bücher zum Thema. Sie beschäftigt sich seit 1984 intensiv mit Ayur-Veda und ist heute ärztliche Direktorin der Maharishi Ayur-Veda-Klinik in Bad Ems.

Dr. Karin Pirc: Den Alterungsprozess umkehren | 128 Seiten | ISBN 3-933496-56-X

J. Kamphausen